一线生机
死与生的两难抉择

徐昊（@Dr.X）著

电子工业出版社·
Publishing House of Electronics Industry
北京·BEIJING

内容简介

本书用20个真实的小故事，讲述了神经外科医生的日常。作者以悲天悯人的人文关怀将科学与伦理相互交融，为读者呈现了一幕幕饱含人情冷暖的生活剧。读罢本书，不仅让你唏嘘人间百态，更让你触摸到了生命的意义。

去深夜的医院里走一走、看一看吧。

一个父亲匆匆赶来，没有见到孩子的最后一面；一个热泪盈眶的母亲，看着孩子从死神手里脱险；一个孩子罹患绝症，却对家人露出自然的微笑；在手术室外，满眼迷茫、祈求奇迹出现的爱人……

医院故事有悲有喜，来这里可以见证生命的伟大与无常，也能明白医学技术的神奇与局限。我们能做的，便是珍惜当下，好好生活。

图书在版编目（CIP）数据

一线生机：死与生的两难抉择/徐昊著. —北京：电子工业出版社，2023.12

ISBN 978-7-121-46605-2

Ⅰ.①一… Ⅱ.①徐… Ⅲ.①神经外科学—介绍 Ⅳ.①R651

中国国家版本馆CIP数据核字（2023）第214149号

责任编辑：郝喜娟
特约编辑：赵　莹
印　　刷：北京瑞禾彩色印刷有限公司
装　　订：北京瑞禾彩色印刷有限公司
出版发行：电子工业出版社
　　　　　北京市海淀区万寿路173信箱　邮编：100036
开　　本：787×980　1/16　印张：15.75　字数：151千字
版　　次：2023年12月第1版
印　　次：2023年12月第1次印刷
定　　价：88.00元

凡所购买电子工业出版社图书有缺损问题，请向购买书店调换。若书店售缺，请与本社发行部联系，联系及邮购电话：（010）88254888，88258888。
质量投诉请发邮件至zlts@phei.com.cn，盗版侵权举报请发邮件至dbqq@phei.com.cn。
本书咨询联系方式：haoxijuan@phei.com.cn。

疾病常常藏身黑暗，缓缓生长。脑和脊髓至关重要，却又无比脆弱。症状一旦浮出水面，往往就是狂风暴雨、地动山摇。留给神经外科医生的，从没有富裕的仗，只有背水一战，破釜沉舟。挑战最后的一线生机，正是让我义无反顾地爱上这个职业的原因。

读研究生的时候，老师问我："你为什么要选择神经外科？"我的回答是："觉得很酷！"当时，我从来没有接触过脑手术，和大家一样，也只是从书本和影视剧中看过开颅的场景。但是从事了这一行，我真正地认识到了"酷"的背后，需要付出许多代价。手术成功，医生被奉为英雄，一旦失败，就要承受极大的压力。我们的每一天都在天堂和地狱之间穿梭。

神经外科医生需要一颗强大的心脏。手术很少有真正满意的结果，肿瘤切除，还可能会复发；脑出血清除，但患者可能遗留

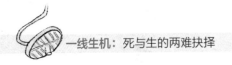

偏瘫失语。病房里永远险象环生，插上管子，拉上呼吸机就向手术室里冲，即便如此，有的时候能救活，有的时候还是救不活。但是，所有的这一切都必须接受，在遗憾和希望中反复徘徊。

神经外科医生常常看起来冷酷无情。手术室外家属心急如焚，跪地祈祷；手术室里，只是我们再平常不过的一天。手术成功，患者欣喜流泪，连声感谢，我们却说："这只是第一步，还没到高兴的时候。"

神经外科医生的生活不会枯燥无聊。能力越高，责任越大，当你觉得自己已经驾轻就熟的时候，更多的疑难杂症和艰难抉择会让你自我怀疑；当你认为自己无所不能的时候，患者的突发状况可能会让你阵脚大乱；当你过于谨慎、畏首畏尾的时候，可能会不知不觉地做出不负责任的决定。我们试图帮助患者，却不一定总能成功；患者的故事，却一定会给我们某种收获，让我们不断感悟，不断学习，不断成长。

目录

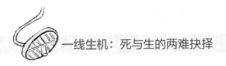

难以战胜的概率

你一定听过许多医学奇迹，心跳停止的患者被医生从死神手上抢了回来，癌症晚期患者的肿瘤突然自己消失了，昏迷10年的患者从梦境中苏醒……当然你也一定听过不少医学悲剧，小小的感冒却突然昏迷不醒，摔了一跤没想到就全身瘫痪，小手术却下不了手术台……一台手术的成功率是多少？神经外科医生永远没有确切答案。

因为概率是大量数据的计算结果。但对于你来说，只有成功或失败两种结局，无论哪种结局，一旦发生了，就是100%。

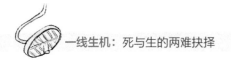

大脑正命悬一线

这个晚上并不平静，结束了一天的手术，我躺在床上，翻着手机。说是翻手机，其实大脑早已放空，手机上的信息从眼前掠过，进入大脑，又溜了出来。负责会诊的"小手机"突然响了起来，吓了我一跳——我总是把铃声设置到最大，害怕自己听不见。手机上赫然显示5个字——ICU会诊。

来不及多想，我穿上鞋，套上白大褂，快步走向电梯。

轻症患者是进不了ICU的。ICU里的大部分患者有呼吸循环衰竭，随时面临生命危险。找我会诊的患者通常是出现了恶性大脑肿胀，希望我能力挽狂澜。

28岁的小伙子小健，硕士学历，在国企工作，不明原因导致脑炎，然后引发了癫痫，现在昏迷不醒。因为常规药物无法控制，他不得不住进ICU病房，通过静脉输入麻醉药物来控制癫痫。

癫痫就是民间说的"羊角风"或"羊癫疯"。即便没有遇到这样的患者，在影视作品里你也一定见过——双眼上翻，口吐白沫，牙关紧咬，全身抽搐。

引发癫痫的原因有很多，包括大脑炎症、出血、外伤、肿瘤，等等。无论大脑受到什么损伤，受损的神经细胞都可能会不受控制地疯狂向周围的脑组织放电。就像电源被浸入了水中，全脑组织瞬间被激活，同时放电。患者的大脑像是老式电视机短路，显示出雪花图像，伴着刺耳的噪声。

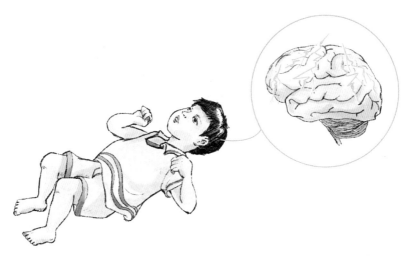

癫痫是大脑的异常放电

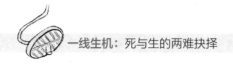

一般的癫痫患者，躺在地上抽搐几秒钟或几分钟就会结束。这就像你去拍拍这个出问题的电视机，它还能恢复之前的图像一样，只是癫痫结束之后，患者往往不记得之前发生了什么。但是有些严重患者的癫痫无法自行停止，情况就非常危险。长时间抽搐带来了大脑缺氧，严重的就会"彻底烧坏这个电视机"，放在人身上，毫无疑问，就是死亡。

风华正茂的小伙子正在遭受脑炎，并处于癫痫的高峰期，缺氧的大脑肿胀失控，颅内压陡然升高。小伙子出现了频繁的喷射状呕吐。

颅骨被誉为"人体最坚硬的骨头"，平时是大脑的最好屏障，小磕小碰都可以保护大脑不受损伤。但是，一旦大脑出现了无法控制的肿胀，密不透风的颅骨反而成了大脑的囚笼。像豆腐一样的脑组织不断地膨大，直到把自己挤到其他区域，或者挤压得粉碎，无处逃生。想象一下挤压豆腐的状态，无处可去只能粉身碎骨。

其他身体组织也有保护自己安全的空间，比如崴脚之后，虽然脚上鼓起一个大包，看上去很可怕，但正是这个向外肿起来的大包，保护了脚踝内部的神经和血管。

这时候，每一秒钟都性命攸关。如果"豆腐"被挤烂了，那就真的回天乏术了。

这样的情况，在我们神经外科，有一个很特别的手术方法，叫作"去骨瓣减压"。

手术救命但不治病

"病情很危急，需要立刻手术！"

孩子的父母和年轻漂亮的女友都在ICU门口等待。

"医生，怎么样了？"女友率先发问。

因为还没有结婚，在这种时刻，必须直系亲属，也就是父母来签字。

"手术之后能好吗？"孩子的父亲焦急地问道。

"这是一个救命的手术，而不是治病的手术。我必须跟你强调清楚！"在大部分人的理解里，手术是为了治疗疾病，不治病

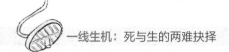

为什么还要打开大脑？大部分人很难理解！

"手术的目的不是治疗他的疾病，而是帮他解决严重的脑水肿。我们只是在大脑上开个大大的窗户，让肿胀的脑组织有地方可以去，不会把重要的区域挤坏。"

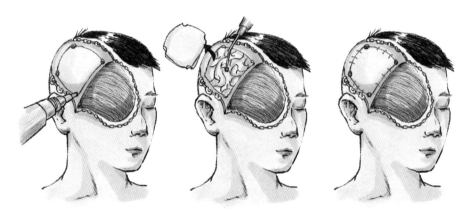

打开和关闭颅骨的步骤

去掉骨头，但是皮肤还得缝合上。变硬为软，可以为大脑腾出一些救命的空间。这些空间对于许多患者来说可以救命，过了几天，脑肿胀高峰期过去，就会慢慢消肿，生命体征慢慢平稳下来。但是对于更严重的脑肿胀患者，这些空间依旧不够，就算把两边的大脑都开窗，依然不够。那可真是回天乏术了。

刚刚进入神经外科的时候，我跟师兄一起做过一例去骨瓣手术。患者因车祸导致大量脑出血而出现了弥漫性脑肿胀。患者的颅骨破碎成很多块，打开骨头就困难重重，终于剪开脑膜，带着血的碎裂脑组织像豆腐脑一样奔涌而出。手术室的人都面面相觑，知道最后的希望也没有了。这时候只能大刀阔斧地切除肿胀的脑组织，勉强关上头颅，然后无奈地告诉患者家属，我们已经尽力了。

神经外科医生能力有限，起死回生、力挽狂澜并不常见。在每个医生行医的过程中，这样的手术都无法避免，因为这是医生的最后一搏。

"死马当作活马医吧。"这是形容现在状态的最合适的一句话。

做这样的手术，解释清楚目的是最重要的一环。如果做了手术，钱花了，患者也承受了开颅之苦，结果只是加速了死亡，那就得不偿失了。

"还有最后一个问题，"父亲郑重其事地说，"手术成功的概率是多少？会不会有奇迹发生？"

"你一定听过许多医学奇迹，心跳停止的患者被医生从死神

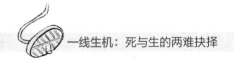

手上抢了回来，癌症晚期患者的肿瘤突然自己消失，昏迷10年的患者从梦境中苏醒……当然你也一定听过不少的医学悲剧，小小的感冒却突然昏迷不醒，摔了一跤却全身瘫痪，小手术下不了手术台……这台手术的成功率是多少？神经外科医生永远没有答案。因为概率是大量数据的计算结果。但对于你们来说，只有成功或失败两种结局，无论哪种结局，一旦发生了，就是100%。"

最终，父亲还是选择放手一搏。

从决定手术开始，病房里仿佛按下了1.5倍速。因为时间拖得越久，脑组织受到的挤压就越严重，最怕开颅之后，脑组织已经坏死了。好在这一系列流程，从医生、护士到接送患者的护工，甚至是给患者理发的师傅，大家都了然于心。手术室的门关闭。门外，患者父亲的眼神焦虑又无助，母亲掩面而泣，年轻的女友站在一旁，无声无息地流着眼泪。大家都知道，这是最后的机会了。

这种手术对于医生来说并不复杂，只是打开颅骨和缝合头皮，这是神经外科医生的基本操作。28岁的小伙子，身体平时很健康，打开颅骨的过程也很顺利。剪开覆盖在脑组织表面的一层膜，脑子膨地涌出来，但是好在并不夸张，本就发白的脑子重新恢复了一些搏动。手术做得还算及时，整个过程用了1个小时就结束了，医生能做的也只有这些。

对抗渺茫的概率

手术之后，我们会尽可能地使用呼吸机帮助患者呼吸，并给予一些镇静和镇痛的药物来减少大脑的耗氧量，让脑组织有时间休息。很高兴，手术的目的达到了，当我把他送出手术室时，我不用回避家属期待的眼睛。

"医生，手术怎么样？成功了吗？"推出手术室的一刻，父母一下了迎上来。

"手术很顺利，剩下的恢复就得看他自己了！"这种手术其实没有什么成功可言，我们只能尽可能地帮他争取时间，剩下的得交给他自己了。

"接下来的几天很关键，如果他脑肿胀能减轻，就有机会恢复！"

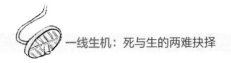

"那头上没有骨头怎么办？会不会很危险？"母亲非常关切。

"如果能恢复，3个月后再来用人工材料修补头骨。"医生忌讳对患者说"再见"。

不过对于修补头骨的患者，再次相见，意味着他活了下来，我们的一切救治工作都没有白费功夫。

安抚完家属，终于可以重新躺下休息一会儿了。我的脑海里依然不能平静，始终回荡着患者父母和其女友的眼神。对抗渺茫的概率，总要帮助患者最后一搏。这次能成功吗？

因为年轻，我觉得他还有希望。脑炎本身并不致命，致命的是并发症。如果我们能帮他熬过癫痫、脑组织弥漫性肿胀等并发症，他是有机会自己恢复的。其实，除了移植，大部分的手术和药物是建立在人体细胞自我修复的基础上的，医生能做的只是"帮助"。

半年后，我接到了患者父亲的电话，问我有没有床位，要带孩子来做颅骨修补。

"孩子恢复得怎么样？"我迫不及待地问道。

"几乎完全恢复了，跟生病之前一样啦！感谢你啊，医生！"

"太好了！"我也难掩欣喜。

"是的，修补好颅骨，就可以回去上班啦！"父亲的话语同样充满着希望。

这是大家期待的好结果，让人欢欣鼓舞。遗憾的是，无论我们付出多少努力，积累多少经验，下一次面对这样的患者，依然不得不让结果做出最终的审判。

"为什么他治好了，我却没有治好？"是医生很难面对的问题。即便已经做好准备，每次手术仍然不得不再次接受命运的选择。

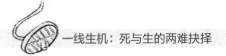

遇到癫痫怎么办？

癫痫有很多原因，如脑炎、肿瘤等。

生活中，遇到癫痫发作，也就是羊角风发作的患者，很多人的第一反应是拿东西塞到患者的嘴里。这种东西常常是勺子、筷子，甚至是身边可以想到的一切东西。

最近还看到这样的新闻：有个乘客在动车上抽搐发作，乘务员为了保证他不咬伤自己，把手指伸到患者的嘴巴里，长达数十分钟。接受采访的时候，乘务员说患者嘴巴力量太大，把手拿出来就怕撬不开嘴了，为了患者安全只能忍痛坚持。普通老百姓可能会因这样的行为非常感动，而专业医生只是笑笑而已，不加评论。这就是急救知识欠缺导致的误区。

不塞东西，不怕患者咬伤舌头吗？

答案是，不用担心。现实中，确实有因为癫痫发作而咬伤舌头和嘴唇的，但这都是"皮外伤"，不会致命。相比口腔放入异物引起的窒息风险，这点皮外伤根本不值一提。所以，两害相权取其轻。

临床上有很多因塞东西导致患者反受其害的病例。患者处在抽搐状态，不单单是四肢的肌肉抽搐，口腔的肌肉也是痉挛的，上下颌牙齿咬紧。

1. 强行撬开患者嘴巴，导致嘴唇撕裂。

2. 尖锐的勺子、筷子末端插入口腔深部侧壁组织，造成口腔内持续性出血。

3. 塞毛巾或衣服导致患者窒息。

不仅以上几件事不能做，更不要按压患者抽搐的肢体和身体。患者四肢抽搐抖动，多数人会习惯性去按压，这样有可能导致患者关节脱位、骨折，或者自己受伤。也不要喂水、喂药和食物，患者不清醒，所有进入口腔的东西都有导致窒息的风险。

~~~~~~

突发癫痫的正确做法

1. 扶患者缓慢躺下，清除身旁凳子等坚硬物品，防止

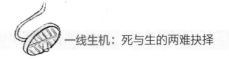

患者肢体抽搐时被物品碰伤、划伤。

2. 缓慢翻转患者，使其侧卧位，或者使头偏向一侧，防止舌头后坠，堵住呼吸道，也方便口腔分泌物流出，避免窒息。

3. 松解过紧的衣物。

4. 用毛巾或厚衣服稍稍垫高头部，保护头部。

5. 陪伴等待，记录时间。

2

医生还没有放弃

在临床，经过30分钟以上的心肺复苏后，如果患者还没有恢复意识，瞳孔散大，没有心跳、自主呼吸，摸不到脉搏，这时可以终止心肺复苏。但是你也一定听过，心肺复苏40分钟、1小时，甚至更长时间之后成功将患者从死亡线上拉回来的故事。

那为什么到了30分钟还要继续抢救呢？这是因为医生还没有放弃希望。

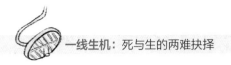

插入大脑的钢筋

今天本来是休息日，午觉起来翻看手机时，我在全省医师的群里看到一张图片：一根大约30厘米长的钢筋插进了患者的后脑。

钢筋锈迹斑斑，像一把无情的利爪。周围白色的纱布条像苍白无力的手，尽管使出全力，却仍然软弱。

把疑难的病例，作为考题；把手术后的片子，当作答案。普通人看来十分血腥的手术画面，或者令人摸不着头脑的磁共振和CT图像，在神经外科医生眼里都是珍宝。内行人一眼就知道，一张看似平平无奇的图片背后，隐藏了医生多少年的磨炼和多少惊心动魄的生死时速。

"我们处理不了，给你们转上来了，患者目前生命体征平稳。"A市的神经外科医生说。他曾经在我们医院进修学习过，如今遇到难题，第一时间想到了我们。

患者从 A 市到省城大约需要 1 小时，我们还有一点时间可以准备。

那是个寒冷的冬日下午，38 岁的男子像往常一样在工地干活，负责在脚手架上搭建钢梁。

他戴了安全帽，但是因为低头，钢筋从后上方坠落后刚好直直地插入了他的后脑。

虽然剧痛，但是他居然还清醒着。钢筋约有 3 米长，以一种非常奇特的姿势和患者纠缠着。钢筋就在头上，小伙子虽感到剧痛，但不敢大叫，只能发出沙哑的呻吟。十几分钟后，当地消防队赶去，把钢筋切割成大约 30 厘米之后，才让他勉强上了救护车去医院。当地医院简单处理之后，立刻安排患者转往省城。

"其实 30 厘米是不够的，只够上救护车，没办法做 CT 检查啊！"我内心嘀咕了一下："恐怕这又得耽误半小时。"

尽管如此，我在急诊室也早早留好了一张床位，拨打了本地消防队的电话后严阵以待。

冬日里的急诊室就像战场，各种心脑血管疾病高发。但是当这个患者进入急诊室的时候，他头上粗粗的钢筋，还是引起了一

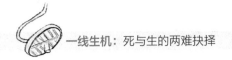

阵骚动。

热心的工友一路跟来了七八个，其中一个是他的哥哥。小伙子是内蒙古人，和哥哥一起在A市打工。哥哥虽然一脸焦急，却比一般人要沉稳一些。

问题和我想的一样：钢筋还是太长了，无法进入CT机器检查；钢筋非常容易晃动，就像一根长铁锹扎到土里，稍微一晃动，就会在脑子里搅动一番，很可能造成无法估量的损伤。

"还要再锯短吗？这不好弄啊！"消防支队的童队长拍拍我。

我和消防队员已经是老熟人了，第一，他们经常护送事故中需要救援的伤者来急诊室。第二，我们也经常需要他们的技术支持。

"那是一定的，不拍片子，我连钢筋插入多少都不知道，可能是20厘米，也可能是10厘米，或许是5厘米，处理方式和风险都会完全不同！"

"主要是另一头太短了，扶不住，剪断的时候震动很大，只能用角磨机慢慢地磨断，但是会有点慢。"童队长也说出了我担忧的事——耗费时间。

"不要紧，安全第一。目前患者神志清醒，钢筋的位置相对稳定。最关键是不能晃得太厉害。"

大约10分钟，我固定钢筋的手已经被震得麻木，在四溅的火星下，钢筋终于被切得只剩10厘米。这已经是极限，再短就没办法保持稳定了。

拔还是不拔？

下一步就是去做CT。"不能直接拔出来吗？"实习医生一边推床一边问。

"先不解释，一会儿你就知道了。"

CT结果一出来，喜忧参半。

喜的是钢筋进入颅内并不算长，大约5厘米。

忧的是钢筋刚好插入了人脑中最大的静脉——矢状窦。

不幸中的万幸，钢筋堵住了破损的血管，所以暂时没有剧烈出血。

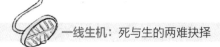
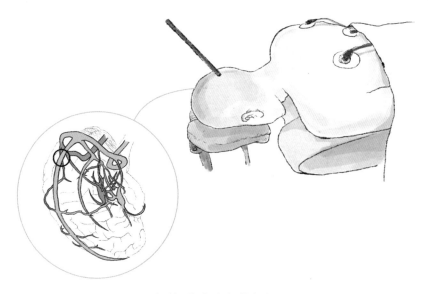

钢筋刚好插在矢状窦上

"看过武侠剧没有，为什么中箭后一拔出来就死了？"我边看CT图片边说。实习生看着我，似懂非懂。

"因为一拔出来，这个血管喷血，按都按不住！"曾经手术中见过的一幕幕在我的脑海中重现。

我曾经抢救过一个颅脑大动脉损伤的患者，拔出破碎骨片后，鲜血直接喷到了手术室的屋顶上。当动脉血压达到150mmHg时，换算成水的喷溅高度至少可以达到2.03米。大动脉的血，可能会喷溅得更高。

如果钢筋的位置再低那么一点，插入脑干，患者就会当场死亡；如果钢筋再深那么一点，插破动脉，也可能会造成大量出血。

我的计划是：先打开颅骨，再拔出钢筋。

主任同意了，并且叮嘱我："动作轻柔一点，不要着急！我马上过来。"

谈话签字进行得很顺利，患者的哥哥安静地听我说完，签字之后只说了一句话："需要献血吗？我们的血型是一样的。"

危重急救最能体现综合性医院的底蕴：护士在一系列手术前的快速准备；麻醉科在艰难情况下完成的气管插管，并且严格监测患者的血压波动；血库确保我们能拿到足够的血液，在手术开始之前就把血袋准备在旁。

我们对钢筋进行了反复消毒，对患者立刻使用了抗生素，因为铁锈非常容易引发颅内感染。

开颅我已经做了千百次，但是带着钢筋的开颅还是头一次。当骨头开始松动的时候，钢筋也松动了，开始有鲜血涌出。

"快！"主任一边说，一边也加快了手上动作。

这个时刻，是躲不掉的。

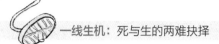

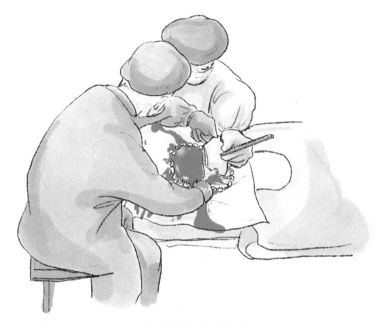

拔出钢筋，鲜血涌出

颅骨和堵在血管上的钢筋一起被拔出来，大量鲜血喷涌而出。静脉血液的压力比动脉稍微低一些，但仍像湖水一样不停地冒泡，湖水下完全看不见。

"加快输血，稳住血压！"麻醉医生立刻做出反应。

好在我们已经打开了颅骨，有足够的操作空间，这时候就可以先压迫住这个和大拇指一样粗的血管。打扫好周围的战场，再去迎战大约2厘米长的血管破口。

"应该好点了吧?"我小声嘀咕。

稍稍松开一点手指的时候,鲜血再次喷涌。我赶紧用力压住伤口,在紧张情绪的加成下,手已经有一点酸麻了。

接下来,需要夹住血管,修补缝合。但是,我们还不知道破口到底有多大,整个血管是否被完全贯通。当时的情况,就像战场上的士兵刚从战壕中露出头,就被敌人凶猛的炮火给打回来一样。想要修复破损的血管,似乎难上加难。

要不再试一次吧!

我和主任对视一眼。这时候,在神经外科医生面前出现了两条路。

第一条路,缝合血管。虽说困难重重,但这也是唯一能让患者恢复正常生活的方法。但是,如果缝合不好,破口被撕扯得更大,或者下方的血管有严重损伤,那么即使把上方的破口缝合好

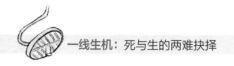

了，也是徒劳。患者甚至有可能坚持不到手术完成，就会因出血过多而死。而且时间耽误得越久，感染的概率越高。

第二条路，直接封堵住这个血管。操作起来很容易，患者的生命大概率可以保得住，也算有个交代。但是，未来患者有很大概率会出现大面积的脑梗，留下严重的后遗症，可能无法工作，甚至生活无法自理。

在时间紧急的情况下，两种方法都无可厚非。特别是对于这种谁都没底，谁都没有经历过的抢救手术，医生和家属的期待都不高。

"直接堵住，保住一条命也就足够了吧。"我心中的"蓝色小人"悄悄地说。

"但是，他的未来怎么办？"另外一个"红色小人"马上反驳。

"蓝色小人"又发声了，"那要是死在手术台上呢？"

"主任，要不再试一次吧！"这是内心博弈的结果，我不知道主任心中是否也有两个小人。在我眼前仿佛出现一幅图景，38岁的患者，正值当打之年，如果因为后遗症而需要被长期照顾，那对他的家庭将是毁灭性打击。虽然我没有看到他的家人，但是我知道他有妻子，有孩子，还有年迈的父母。

主任深深地吸了一口气："再试一次！"无论做出什么决定都需要承担风险，神经外科医生并非无所不能，我们常常需要有所取舍，点到为止，过犹不及。

但是这一次，我们做出了正确的选择，两把吸引器把出血洗干净，我谨慎地放开破口的边缘，一点一点地试探，终于把破口修补好了。下方似乎也没有其他的严重损伤，顺利地结束了手术。

后脑勺的钢筋被拔掉，患者终于可以像正常人一样"躺平"了。手术之后，患者很快恢复呼吸，颅内状况良好，没有新发出血。距离手术结束不到24小时，当我再一次去查房的时候，38岁的小伙子已经完全苏醒，神志清楚，口齿伶俐，肢体活动自如。他对我连连道谢。

他也许不知道，他后半生的命运，在一天前，可能会发生天翻地覆的改变。

虽然保住了生命，但是救治不能放松，我们还担心静脉血管损伤导致脑组织肿胀，还有锈迹斑斑的钢筋也许会引发严重的感染。在后续治疗中，他的妻子也赶来了，耐心地给他擦身喂饭，

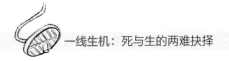

有说有笑。看到这样的一幕，我觉得一切付出都值得了。

一个月后，他哥哥发给我一张照片，是患者回到内蒙古后穿着睡衣散步时的抓拍。"加油！"我回了两个字，短短两个字背后，是手术室里惊心动魄的回忆。

一旦有异物刺入体内，无论是颅内，还是身体的其他部位，都不能贸然拔出，一定要固定住异物，避免造成二次损伤，然后立刻送医。临床上我们遇到最多的情况就是摔到头，特别是在孩子的成长过程中，磕磕碰碰难以避免。所有的头部受伤，医学上都称为"颅脑外伤"。颅脑外伤分为很多种，轻微的可以完全不用处理，但严重的可能危及生命。

什么样的情况需要立刻送医？

1. 意识障碍，昏迷不醒。
2. 出现了抽搐（临床上叫作"癫痫发作"）。
3. 头皮摔破了，出血了。
4. 头上鼓了大包，也就是出现了巨大的头皮血肿。

上面四种情况相信大家都会毫不犹豫地送孩子去医院。下面说到重点，这也是患者咨询最多的问题。如果没

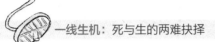

什么明显的鼓包，或者仅有很小的鼓包，孩子哭闹后也基本上平静，那对于这种情况，我们可以用如下的简单方法来判断是否要去医院：观察孩子的精神状态、饮食情况。换句话说，如果精神如常、吃喝如常，那么问题不大；如果精神萎靡不振、昏昏欲睡、胡言乱语、频繁呕吐，那么需要及时送医。

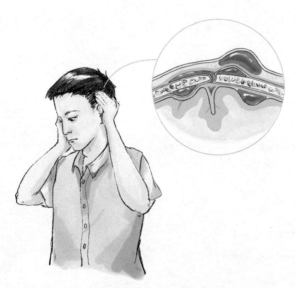

颅脑受伤出血的部位

3

温室里的暴风雨

作为80后，我们这一代人在小时候被称为"温室中的花朵"。随着经济条件的继续提高，孩子接触到的社会越来越像是一个带着滤镜的电影，没有"风雨过后"，只有"阳光彩虹"。医院里的世界，像关掉了滤镜和美颜的电影，所有残酷的真相都会毫无保留地直击心灵。医院里不讲童话，只有现实。

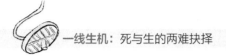

胸部以下没有感觉

深夜 12 点呼啸着的救护车带来一个 18 岁的男孩，打破了深夜的宁静。男孩一天前突然出现下肢无力，然后症状逐渐加重，不到 10 个小时就站不起来了，随后无力和麻木感开始往上爬。从大腿，到臀部、腰部，再到胸部，就像武侠小说中的"毒气蔓延"，或者是西方传说中的"美杜莎石化"般，他的胸部以下失去了感觉。急诊科打来电话告诉我，患者下肢力量仅有 0 级。

如果没有受伤，这种情况的患者一般会就诊神经内科，首先考虑的疾病是脊髓炎。急性脊髓炎是一种由感染引起的脊髓功能障碍。患者一般会有发烧症状，在几小时或几天内，慢慢出现四肢乏力，甚至瘫痪。一般会先进行药物治疗。

但是还有一种比较少见的情况，就是脊髓出血压迫脊髓，也会引起类似的症状，比脊髓炎病情发展得更快。18 岁的孩子人

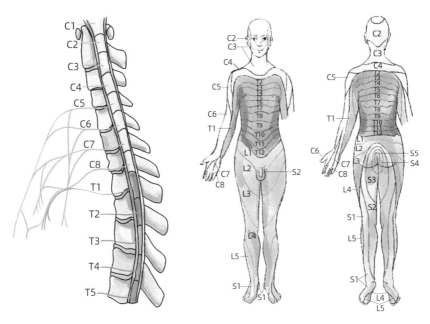

脊神经的体表投影

小贴士：肌力量表

肌力分级	
0级	完全瘫痪，肌肉完全不收缩
1级	只有肌肉收缩，但没有动作产生
2级	肢体只有水平动作，不能克服重力抬起
3级	肢体能抬起，但不能抵抗阻力
4级	能做不完全的抗阻力动作
5级	正常肌力

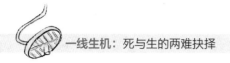

高马大，我也不知道应该称他为男孩还是男人。他表情淡定地盯着手机，手机接着充电宝，上面是某款网络游戏的色彩绚丽的打斗画面。虽然"石化"到了胸口，但似乎并没有影响他的游戏兴致。

"这里有感觉吗？""这里呢？""这里怎么样？"

男孩都很淡定地摇摇头。

"手机放一下！"

我不得不严肃起来。

他的妈妈，一个戴眼镜的中年女性，默默地站在旁边，一言不发。也许她曾经安抚孩子"没事，去医院就会好的"，自己却有苦难言。

难以避免的迟到救援

"双腿动一动。感觉没力气多久了？具体时间？"

"昨天吧，具体记不得了。"孩子回答得轻描淡写。

"好像是昨天晚上8点跟我说的。"母亲面露难色，赶紧补充，"今天早上去了县医院，中午做了磁共振检查，一拿到结果，就赶紧过来了。"

"那超过24小时了。"我不经意间脱口而出，说出口我有点后悔，还好声音很小，母亲应该没有听到，而且他们现在还不知道这个时间的意义所在。脊髓出血手术的黄金时间是24小时，超过24小时再手术，瘫痪就很难恢复了。但是一般从当地医院做了检查再转过来，常常已超过24小时了。

"孩子爸爸呢？"我赶忙岔开话题。

"孩子他爸爸在外地，正在赶过来，估计快到了。"

"那好，我就先跟你说。"

"片子我看过了，这肯定不是脊髓炎，目前的诊断考虑是脊髓内的出血，我们建议手术清除血肿，减少对脊髓的压迫。出血的原因目前还不明确，但是根据抽血结果，孩子的凝血功能有障碍，这与出血可能有关，相应的手术风险也会加大。"

"脊髓就是传递人体的信号的唯一道路，一旦被堵塞，上方大脑的信息无法向下传递，人就会瘫痪，下方肢体的信息传递不

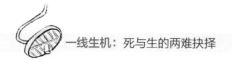

到大脑，也就没有了感觉。"

"好的，好的，好的，好的……"母亲不住地点头。

"但是，有一点必须说。"

"你赶紧说，医生。"母亲有些迫不及待。

"一般发病超过24小时再进行手术，神经功能恢复的可能性就不大了。"

"那怎么办？"母亲睁大眼睛盯着我。

许许多多的患者，舟车劳顿转到大医院，为的就是更好的结果。"恢复的可能性不大"这句话，就像一块巨石从天而降。

"你别担心，也不是完全没有可能，要看孩子自己了。"我和孩子母亲同时转向不远处的男孩。男孩依然很淡定，手上的游戏没有停止，空气中像有一道无形的墙，阻挡着欲来的风雨。

"我知道，你们也没有耽误，"我继续安慰孩子母亲，"但是，这个疾病就是如此。如果没有意见，我们就尽快安排手术了。"

看到这里你可能要问，既然知道危险，那应该尽量争取时间啊！

没错。以脑梗死为例，就是血栓堵塞脑血管，取出血栓的黄金时间是6 ~ 8小时，错过这个时间，即便取出血栓，患者坏死的脑子也无法恢复。因为脑梗死的发生率高，所以现在各个地方都建立了脑卒中绿色通道。一旦出现肢体偏瘫，可以立刻从急救通道进行溶栓或取栓，这大大地提高了患者的生存率和生存质量。但遗憾的是，对于一些发病率不高的疾病目前还没有相关的绿色通道和急救预案。医疗资源的分配无法面面俱到。

深夜的手术并不容易，250斤的大男孩，5个人才勉强把他搬上手术床。他的脂肪加肌肉足足有15厘米厚，我打开他的脊椎，清除了出血，原本淡黄色的脊髓已经被压迫得有点发白。

"凶多吉少。"我对自己说。但是手术还是要做，死马当作活马医。

经过一夜的手术，第二天早上5点，在手术室门口，我见到了孩子的父亲。

"你是孩子的父亲吧？"

"嗯。"

"什么时候来的？"

"昨晚。"

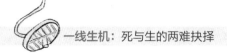

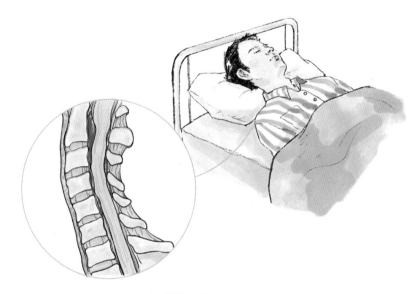

娇嫩的脊髓已经严重受压

父亲似乎对孩子了解不多，也不爱说话。母亲忙问："怎么样了？手术成功吗？"

"我们尽了最大的努力。"的确，手术衣早已经湿透，又干了一次。

但是我刻意避开了"成功"这个词。因为我认为只有让孩子恢复了，才能算成功。

其实关键就在这几天，如果他的腿部力量能恢复一点，未来就有希望站起来。

阳光总在风雨后

手术结束，我一觉睡到下午，看一下手机，已经3点了，不知道他恢复得怎么样了，这一夜的忙碌有结果吗？

套上白大褂，第一件事就是去病房看看孩子的恢复情况。

母亲在给孩子剥橘子，一看到我就问："橘子能吃吗？"

我没有回应，在我的心中只有一件事：脚能不能动？

我第一时间就掀开被子，大声喊道："脚动一下看看。"

孩子也是睡眼惺忪，听见我的话，缓缓睁开眼睛，没有回答。

"动动看？"我重复一遍。

小伙子拉开被子，看着自己的脚。因为他的大脑已经在命令脚动了，可是他的脚却没有反应。

"那有感觉吗？"我捏了捏他脚面的皮肤。

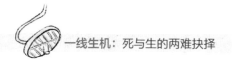

"呃，好像没有。"

"好的，小伙子，加油吧。慢慢恢复！"我掩藏住心中的失望。

随后几天，我每天查房的时候最为关注的就是他的脚。但是，随着时间的推移，恢复的机会也越来越渺茫。其实他是有些好转的，比如胸部的麻木比手术之前减少了。证明他的感觉有所恢复，但是如果不能站起来，对他以后的人生影响依然是巨大的。后面几天孩子开始不耐烦，抱怨吃得不好、打针太疼、睡得不舒服，等等。

有一次，因为换药伤口疼，他还哭着闹了情绪。人高马大的身躯，却有和外形完全不符的性格。父母的护理也非常辛苦，想帮他翻个身，庞大的身躯每次都把父母累得气喘吁吁，有时候还会被这个大小伙子骂。

为了安抚他，母亲满足他所有的要求。别的患者床头只摆放一个水杯，而他的床头，手机、游戏机、水果、零食一应俱全。护士在的时候就收起来，护士走了又掏出来。

"18床有点矫情啊，也不太遵守病房的规定。"护士跟我"告状"。

每次走进病房，我的心情都很复杂。

"孩子还在上学吗？"有一次我忍不住问孩子母亲。

"大学没考上，正在家准备复习，谁想到又这样了。"她正在帮孩子剥掉葡萄的皮。

父亲长期在外工作，母亲对孩子溺爱，这可以理解。但是他们未来面对的问题很可能跟普通家庭不同。

"这几天我也反复跟你们聊了，孩子恢复起来估计很困难了！"

"我们知道，谢谢您，医生。"

"但是，他未来的路还很长，必须很坚强、很勇敢才行啊！"

这绝对是我的肺腑之言。

对于生活在温室里18年的孩子来说，如果没有足够坚强的毅力，拿什么去面对未来的生活？我仿佛看到一个勇敢的少年拿着助行器，一边一步一步重新学习走路，一边认真读书。我又仿佛看到一个胡子拉碴、性格暴躁的男子，在床上对着身边的人大喊大叫。

伤口愈合，孩子出院了。出院的当天，我和孩子及其父亲又聊了一次。孩子的父亲表示要暂时回家多陪儿子，一边照顾他康

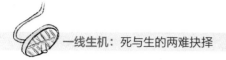

复，一边帮他变得更加坚强勇敢。

总是去安慰，常常去帮助，偶尔去治愈。

医生能做得真的太有限了，未来的人生路你要自己加油！

到底什么才算"手术成功"？

其实手术的成败可以分为四种。

第一种，彻底的失败，完全没有任何效果。

比如，打开腹腔看到肿瘤广泛转移无法切除了，血管搭桥没有成功，动脉取栓没有取出来，或者虽然肿瘤被切除，但患者死在了手术台上。这都是彻头彻尾的失败。

更完善的术前检查、更充分的手术准备、更细致的手术技术，都可以降低这种情况发生的概率。

第二种，手术完成了，但是很难达到满意的效果。

这个手术就是如此，虽然解除了脊髓的压力，但是很难逆转已经发生的损伤。

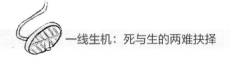

类似的情况还有"治标不治本"，比如，患者四肢严重受伤，只能选择截肢，截肢手术虽然做得很成功，但这绝对不是患者希望的结果。再比如，肿瘤阻塞胆管，但是肿瘤切不掉了，只能放个支架暂时解决黄疸。还有前面提到的去骨瓣减压，去除大部分头骨让大脑不至于被挤碎，但是坏死的脑组织无法通过这个手术修复。

这种手术的效果通常医生术前可以预料到，是否需要做手术也需要提前跟患者进行充分的沟通。有些患者可能会由于年龄、经济、疗效等方面的原因选择不做这种手术。如果做了，手术的确成功了，患者支架放入了、骨瓣去除了，问题也部分解决了，但是医生和患者都知道，这不能算真正的成功。

第三种，手术很顺利，并且达到了预期效果，但是也带来了一些问题。

做手术当然利大于弊，但是也一定存在弊。比如，做了胃癌手术，虽切除了肿瘤，但胃也没有了，以后消化吸收一定会受到影响；做了肠癌手术，虽切除了直肠，但之后只能通过造瘘口排大便；做了甲状腺手术，虽切除了甲状腺，但需要长期吃药维持；做了子宫切除手术以后就不能生育了；移植手术成功了，但是需要终身服用抗排异的药物，其他疾病的发生率也会提高。

但是，这些往往都是可以接受的手术固有问题，而且大部分的手术最好也只能达到这个标准。这样的手术当然算是成功了。

第四种，手术很成功，并且几乎没有造成并发症，或者并发症很快能好转。

比如骨折手术，复位之后，愈合完美，甚至看不到曾经受伤的痕迹；比如良性的体表包块，切了就没了，不会复发；再比如整形美容手术，只要患者对效果满意，基本上没有太多不良反应，那就是成功。当然所有手术都会有伤口，几天的疼痛，拆线换药，这显然是完全可以接受的。

如果仔细分析，其实科技进步的方向就是把手术的效

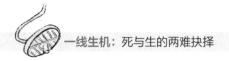

果提升档次。

比如，失败的手术越来越少，我们通过拍片子，预见到手术做不了，就不会让患者白挨一刀；姑息手术越来越少，本来的截肢手术，改成断肢再植，让血管神经在显微镜下缝合，断了的手指能再接上；甚至面对一些不能一期缝合的，我们还能把器官在体表种植一段时间，以后再缝合。

成功手术的固有问题也在不断减少，如乳腺癌，本来要全切，现在可以做保乳手术，仅仅切除病变本身和周围淋巴结，保留乳房。

已经非常成功的手术，也依然在不断优化。原来手术会带来一个刀疤，现在通过腹腔镜进行手术，只需要在肚子上打个小洞，连刀疤都没有，穿比基尼也不影响。

提高手术技术是外科医生永恒的追求，做一些并不完美的手术也是不得不面临的现实。这就是医学，每一步都在失败中成长。

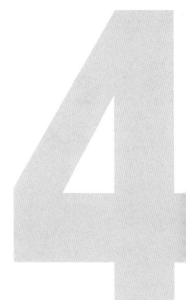

医生见面谈生死

我常常对医学生说，如果你喜欢紧张刺激，如果你乐于接受挑战，如果你想走进电视剧中医生的生活，那么请选择神经外科，因为神经外科急诊的特点就是又急又重。当神经外科医生，就是在悬崖边战斗，与死神较量。

别的专科医生喜欢问："哪里不舒服，有多久了"，而我们总是问："瞳孔散大了吗？还有自主呼吸吗？"我们也总是说："只要心跳没有停止，就还有机会"。

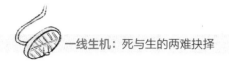

又急又重的脑出血

　　"这里有个脑出血患者，很重，赶紧过来！"接到急诊科老杨的电话，我知道情况已经不一般了。今天是年三十，对于临床医生来说，值班当然是家常便饭。而对于患者来说，能出院的都回家过年了。除了大门上的春联，医院没有什么过年的气息。我快步通过医院的走廊，见不到往日里熙熙攘攘的人群，显得有一丝冷清。

　　而到了急诊室，里面灯火通明，热闹得像是清晨的菜市场。抢救室里的医生行色匆匆，连坐下来喝口水的时间都没有。桌子上摆放着未开封的酸奶、零食和水果，这是医院送来的节日加餐。对于我们来说，因为工作导致和家人团聚化为泡影的事情，已经不是第一次发生了，医生们早已习惯了这样的生活。

为了医生们观察方便，抢救室里所有的患者都被聚集在了一起。

一个被鞭炮炸伤双手的孩子，鲜血从包裹伤口的毛巾中渗出来，染红了抢救床。孩子已经哭得没有力气，大口喘着粗气，而他妈妈焦急的眼神在穿梭的医护人员身上扫描，希望医生赶快出现，能尽早救治自己的孩子。

年三十还在送外卖的男人，在骑电动车时摔伤，导致小腿的胫腓骨骨折。仅仅从外观上就能判断骨头已严重变形。本想通过辛苦的劳动赚取一点过年的加班费用，谁也想不到会这样飞来横祸。他的家人或许都已经在老家过年，或者在赶回老家的路上，只留下这个承担家庭重担的汉子，孤单又痛苦地呻吟。

喝多的中年人光着身体，只套了一件皮夹克就躺在抢救床上。他早已失去了意识，衣服上还有没来得及清理的呕吐物。因欢聚而乐极生悲，让本来喜庆的佳节蒙上了浓厚的阴影。

医生没有休假，有时4天值一次夜班，连双休日的概念都没有，就更别提过年了。

救护车上推下来一个中年男人，嘴巴里插着管，胸腔起伏已

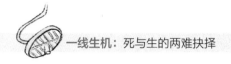

经不明显了，呼吸的动作有点像叹气，又有点像啜泣。看这种情况，呼吸随时可能停止。急诊医生飞快地处理，接上呼吸球囊。

"叫麻醉科插管。"

"神经外科医生来了吗？赶紧催一下。"急诊科老杨喊道。

"来了来了！"

我急忙迎上去。

我第一时间观察男人大脑的受伤部位，判断受伤程度。

躺在我面前的老者处于昏迷状态，神志不清，呼吸微弱。我用力地刺他的手臂，也只有轻微的弯曲。我已有初步的结论：情况不容乐观。

"格拉斯哥评分5分，"老杨脱口而出，"你们看看能不能做手术？"

格拉斯哥昏迷评分量表是神经外科评估患者神志最基本的方法，一共分为3项：睁眼、语言和运动，最低3分，最高15分。

这个患者睁眼和语言都是最低的1分，运动3分，加起来5分。只要一个数字，经验丰富的急诊医生就了解了病情程度。

小贴士：格拉斯哥昏迷评分量表

格拉斯哥昏迷评分量表

	睁眼（4分）	语言（5分）	运动（6分）
6			按吩咐动作
5		正常交谈	对疼痛定位反应
4	自动睁眼	言语错乱	躲避疼痛
3	吩咐睁眼	只能说出单词	刺激时肢体异常屈曲
2	疼痛刺激睁眼	只能发音	刺激时肢体伸展
1	无睁眼	无发音	无反应

我们见到的大部分昏迷患者，要是还能哼两声，那他的语言就可以评2分；如果你用力捏他，他可以睁眼看你，睁眼又能评2分；如果捏他的手，手可以躲闪，向回缩，运动就已经有4分了。通过这个简单的测试，我们可以快速地知道一个昏迷患者的损伤程度。

如果伤者评分为3分，那就要赶紧扒开眼皮看瞳孔了，瞳孔放大就说明已经有严重的大脑损伤，濒临死亡，需要立刻救治。他的呼吸随时可能停止，这时候要赶紧准备气管插管了。

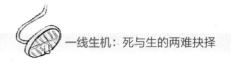

　　如果一个人说头疼，但是评分达13～15分，也就是他自己可以睁眼，也可以说话和做出正确的动作，那在医生的眼里他算是症状比较轻的患者。

　　简单的一个数字，是数十年来临床经验总结的成果。

　　从家属手里接过片子——大量的脑干出血，让我不禁倒吸一口凉气。虽说再严重的疾病我都已经见怪不怪，但是在大年三十的晚上，"死亡"这两个字还是很难说出口。

　　全家人陆续赶来，他的女儿还抱着孩子，穿着喜庆的唐装。

　　"家属来一下。"

　　很快我的身边就围了一大圈人。"医生，你一定要救救我爸爸！""要不要赶快手术？"我看到他们的眼里满是焦急与期待，好像一旦送到这个省级的三甲医院，患者就不会有危险了。

　　"很遗憾，是脑干出血，而且这么大的出血量，手术的意义不大。"我知道这话像是晴天霹雳，但是过于委婉的表达方式反而会让家属产生误解。

　　"啊？什么叫意义不大？那会怎么样？"家属显然觉得不可思议，刚才还在年夜饭的餐桌上谈笑风生，怎么现在就没希望了？

"意义不大，就是随时有可能死亡，即使做手术也几乎无法挽救。"说的是"随时"，但是我清楚地知道，这个"随时"可能就是几分钟或几小时内。

"出血量有多少？我家邻居之前手术做完就好了啊！"人群中有个人说了一句。

"是的，对于脑出血来说，越早手术越好，只有一种情况实在是很难做手术，就是脑干出血。"

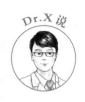

广义的大脑可以分为3个区域，大脑、小脑和脑干。

大脑负责高级功能，比如运动、情感、语言等，小脑负责平衡和协调，而脑干则负责基本的生命活动，如呼吸、血压、体温等。

不同部位损伤，人体就会出现不同的症状。烦躁不安，大喊大叫，打骂家人，疯疯癫癫，就要考虑大脑额叶的损伤；听不懂别人的话，考虑大脑颞叶的损伤；手脚偏瘫不能动，考虑大脑顶叶的损伤；眼睛突然看不见，考虑大脑枕叶的损伤；走路和动作突然变得很不协调，考虑小脑的损伤。

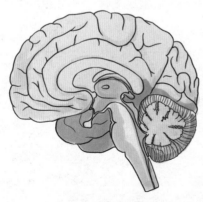

如果早期的症状是呼吸和血压变得不稳定，那就要想到脑干损伤了。一旦脑干损伤，呼吸会随时停止，其他的高级功能都变得虚无缥缈，毫无意义。

大脑矢状位解剖图

脑干已经损坏，即使手术也无法修复，而且出血点难以控制，甚至手术开颅会让患者"走"得更快。

不只如此，颅骨的容积就那么大，无论哪里出血，只要出多了，压迫到了脑干，后果也是一样的。这也是脑出血需要立刻手术的原因——清除其他地方的出血，以免压迫到脑干。20毫升的出血量在别的地方要不了命，但是如果在脑干，那真的无力回天。

几家欢乐几家愁

经过一番解释之后，患者家属似乎都理解了。但理解不代表接受，患者女儿的眼泪顺着眼角流了下来。

"那我们现在怎么办呢？"

"如果要继续治疗，就送去ICU，用呼吸机维持生命，看他自己能不能渡过难关。"

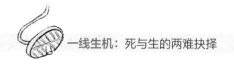

但是我还必须泼一盆冷水："随时可能死亡。"

医生会不会故意说得夸张，吓唬患者和家属？神经外科医生，一向见面就谈生死。可谁想去谈生死呢？谁又喜欢吓唬人呢？医学分科为什么那么不公平，恰巧给我们分了那么多治不好的病！每次都让神经外科医生说出这些话。

这一顿年夜饭，可能就是这个家庭的最后一餐团圆饭了。女儿告诉我，老人辛苦了一辈子，总算可以抱孙子了，本来一家人其乐融融，没想到发生这样的事。

就在几天前，也有个脑干出血的患者，他在送到病房后意识状态还很清楚，但是在家人喂饭的时候，突然呼吸、心跳停止。

没有见过这种场面的人，更难理解我们提到的"随时死亡的可能性"。但现实情况可能就是在几分钟之内，眼睁睁地看着患者离去，却束手无策。

"当然，出现任何情况，我们一定会尽力抢救。"

"病情危重，随时可能停止呼吸。""暂时无法手术，九死一生。"当这些话语从我的口中说出时，我感觉到家属的眼神由明变暗。原本热闹的急诊室，有一角被乌云笼罩，变得鸦雀无声。在除夕夜里，这家里的任何人都没有预想到发生这样的事。

"先收ICU吧！"我拍拍老杨，"这个不能手术了。"

"哦，好，知道了。"老杨还在忙着写病历，头也没有抬，"辛苦了！"

回头他打印出了一张住院单，递给家属，面无表情地说了一句："去办住院吧。"这样的情况，这位经验丰富的急诊科大夫见得太多，甚至有些麻木了。这样的流水线"作业"，让医生变成了天生的治病"机器"，而患者好像成了"加工品"。

走出急诊室，望着窗外的天空，正是阖家团圆看春晚的时候，这里却是几家欢乐几家愁。

第二天一早，我打电话询问老人的情况。当值医生告诉我，老人到ICU之后很快进行了抢救，但还是停止了心跳和呼吸。

脑干出血占所有脑出血的10%，是最凶险的脑出血类型。根据中国脑出血诊疗指南，我国脑出血发病率为每10万患者中有10 ~ 15例，而脑出血又是急性脑血管疾病中死亡率最高的，患者常在50岁以上，大多数人伴有高血压。

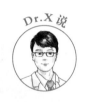

脑出血的诱发因素包括：肥胖、酗酒、吸烟或接触二手烟，食用可卡因和甲基苯丙胺等管制类药物，血压高于130/80mmHg，患有高胆固醇、糖尿病、阻塞性睡眠呼吸暂停，患有心脑血管疾病（诸如心力衰竭、心脏感染、心律失常、卒中、短暂性脑缺血发作等）。脑出血患者可能出现以下症状，症状轻重主要取决于出血量和出血部位。

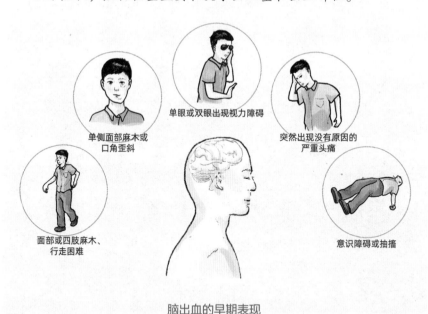

脑出血的早期表现

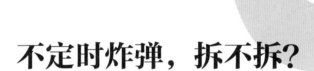

不定时炸弹，拆不拆？

按照惯例，是否做手术，家属商议后，需要在手术同意书上签字，写下"同意"或"不同意"。所谓的"小孩子才做选择，成年人当然是全都要"，说的其实是人喜欢逃避选择的天性。从青年期之后，大部分人的人生开始变得平淡起来，很少需要做出决定和改变。

人们已经习惯了这种安逸的生活，但是在医院里，医生和患者都不得不做出生死抉择。

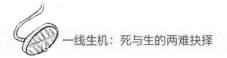

1%的概率，要赌吗？

今天外面的天气很冷，深夜的急诊室没有以往的繁忙，只有零星的几个患者。急诊科新来的医生小刘跟我打了声招呼："动脉瘤，你们科的，来看看。"

"好的，今天不忙哈！"

"下班之前，可别乱说话。"小刘白了我一眼。

急诊室里有个不成文的规矩，下班之前不能说轻松，否则会败人品。

动脉瘤是神经外科的常见疾病。

从片子来看，患者可以做手术，但也不一定非得立刻做。于是，我自然而然地和家属沟通手术的可能性，告知其手术有风险。

Dr.X 说

　　动脉瘤虽然也叫"瘤"，但与肿瘤有本质的区别。动脉瘤只是动脉的局限性扩张，如果不破裂危险性不大，但是一旦出现破裂，就会造成严重的后果。

　　动脉瘤治疗是最具神经外科特色的。治疗方法有三种选择：手术、介入和观察。在全球知名神经外科医生亨利·马什的专著 *Do No Harm* 中就专门提到过，大脑中微小的动脉瘤如果不处理，就像颅内的不定时炸弹，随时可能破裂。

　　动脉瘤一旦破裂，迅速造成蛛网膜下腔出血，这时候最常见的症状就是头痛，是那种突发的剧烈头痛。如果出血量很少，患者可能仅仅出现癫痫发作、脖子硬、怕光、怕风、怕声音等情况，但是症状轻微不代表病情平稳，一定要尽快查出出血原因并解决它！

　　动脉瘤破裂出血导致的脑血管痉挛会进一步导致意识障碍、偏瘫、昏迷等，甚至有接近10%的蛛网膜下腔出血患者来不及救治就死亡。

　　但是，颅内动脉瘤的破裂概率并不高，每年大约1%。是否做手术，这个问题抛给了患者。如果不做手术，就要

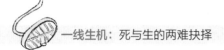

面对颅内动脉瘤破裂这样1%的概率；如果做手术，就要面临一次手术风险，本来可能终生都不爆炸的哑弹，在拆除的时候很可能会不慎被引爆。

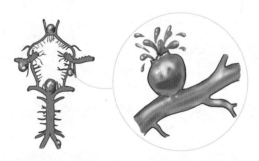

动脉瘤易发的位置在大脑动脉环上，一旦动脉瘤破裂出血就会危及生命

亨利·马什医生终生自责的就是他的建议让一个动脉瘤患者失去了生命。

治疗动脉瘤主要有2种方法：一种是打开头颅，找到动脉瘤，用夹子把它夹闭；另一种是从大腿上的股动脉处插入一根细长的导丝，顺着体内的血管一直插到颅内动脉瘤的位置，然后放入弹簧圈把这个动脉瘤"填实"，减少破裂的可能。出于对开颅的恐惧，更多的患者选择血管内治疗，也叫作"介入治疗"。这种方式的普及，让医生不需要打开头颅就可以治疗大脑疾病，神经外科也由此开启了新的篇章。

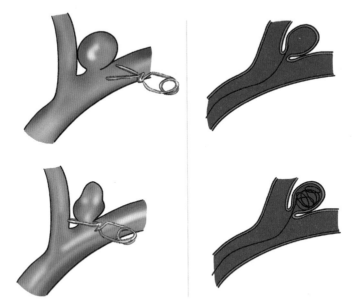

动脉瘤的治疗方法包括开颅夹闭和介入栓塞

　　这位老太太是在2小时前剧烈头痛突然发作的，现在头痛已经稍稍缓解了，目前也没有其他不适。老太太今年70岁，平时身体不错，一个人独自居住。

　　"你看看片子，已经出来了。"小刘打断我与患者家属的沟通。

　　"哦，·果然是一个前交通动脉瘤，下面这里好像还有个小血泡，不过算不上瘤子。"

　　"瘤子不大，只有1.5厘米，我刚才量了。"小刘回应道。我

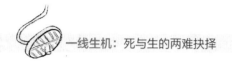

心里暗自佩服急诊同事的专业。

"的确，出血量也不多，"我转向家属继续说，"但是依然建议做手术，因为动脉瘤经历了一次破裂，已经变得非常脆弱，随时可能再次出血。当然，决定权还是在你们。"

"风险大吗？"

如果你问一个神经外科医生手术有没有风险，答案一定是有。风险大不大？答案一定是大。

因为医生不知道你的预期，医生的"风险大"，和你所认为的风险大可能不是一回事。100个患者中有1个死亡的，对于医生来说风险不算大，毕竟99个都救活了；而对于患者家属来说，来医院做完手术，居然没命了，这风险能叫不大？然而对于一个经常做手术的医生来说，不可避免，一年总会遇到几个死亡患者。特别是动脉瘤，如果在手术中破裂，确实会有致命的风险，但是好在发生率不高。

同意书，签还是不签？

"想要治疗，我们建议手术，但是手术有失败的风险，不手术有再次破裂的风险。"我不得不把选择摆在患者家属的面前，这基本上是一个标准的流程。

"好的，现在就要签字吗？"患者的女儿问道。

"是的，手术我们建议做，但是如果暂时不想做手术，或者没考虑好，也需要签个字。如果你想好了要做手术，我们随时可以安排。"

其实，医生面对疾病也会有一定的倾向性，比如前面那个脑干出血的患者，虽然比较年轻，但我不建议去做无意义的手术；这个动脉瘤破裂的老太太，我倒希望她能做手术。虽然医生应该尽量客观地表达方案，但是在医生的心中有一杆秤，当利大于弊的时候，他们总会有所倾向。毫无疑问，一旦有了倾向，心里也

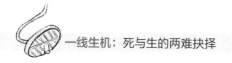

会多一些负担。

"这个我们不能签字！"儿子斩钉截铁地说，"到时候就说不清了。"

从子女的谈吐和穿着来看，他们的家庭条件应该还不错，具备一定的教育基础。老人有4个子女，来了一个儿子和一个女儿。从当场的状况来看，儿子是老大，应该是做主的人。

"手术肯定能治好吗？"

"万一失败了怎么办？"

"不做手术你们就不给治了吗？"

突如其来的三连问，让我认识到这次的沟通不像平时那样容易了。解释工作一定要做，但是这个儿子的工作确实不好做。

"这个字先不签，我打电话问问人。"儿子一边拨电话，一边走出了急诊室。女儿也摊摊手，表示无能为力。老人躺在床上，双眼紧闭，不知道有没有听到刚才的对话。

其实我们是可以给患者时间考虑的，但是也没有办法无限期地等待。沟通从老人入院的夜里12点开始，一直持续到凌晨2点。家属就是不签字，不同意也不拒绝。

"我妈妈送来时好好的，如果手术出了问题，那怎么办？"

患者的儿子扔下一句话。

其实有这样想法的家属并不少，我依然耐心地解释。如果暂时无法决定，需要家里商量，或者从其他亲友处获得信息，都可以先签字表示暂时不同意手术，什么时候想要做手术了再告知医生即可。医生可以随时待命，但是不能无限期地等待。

没想到，就在这个时候，患者的儿子在大庭广众之下说了这样一句话："医生，你不要逼我，信不信我把我妈丢在这里！"

我实在难以描述当时的心情。

我愣了大概10秒，盯着他的眼睛。站在我面前的是一个40多岁的中年男性，衣冠楚楚，眼神里居然没有一丝愧疚。与此形成强烈反差的是，还躺在病床上的老太太。

这是个冬天，抢救室的大厅很空，也很冷，冻得我瑟瑟发抖。10秒钟，我的脑子里晃过了许多情绪，从震惊，到愤怒，到悲伤，最后到无奈。

在旁边坐了半天的护工王大姐皱着眉头，打破了沉默："年轻人，你怎么这样呢？老人家肯定要救的啊！别说气话。"

中年男性好像回过了神，说："没说不救，虽然我是老大，但是这么大的事情，我一个人做不了主，我要跟家人再商量一

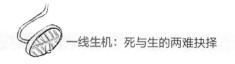

下。一个弟弟、一个妹妹还在外地，他们也不表态。"

回过头来想一想，作为首诊医生，我有责任确保老人得到最好的救治。可能是我的表达过于直接，可能是家属的意愿不够强烈，也可能是手术同意书在许多人看起来有一种"生死状"的感觉，觉得签了之后性命就完全"由不得自己，后果自负"了。

其实，手术同意书并不等于"生死状"，其目的就是告知患者有选择的权利，有权利做手术，也有权利不做手术，并不是医生推卸责任的方式。如果医生诊疗非常规范，不管出现了什么情况，即便患者死在了手术台上，医生也不需要承担任何责任。但是如果由于医生操作不当，导致患者发生严重的损害，那么即使签了同意书，医生也需要承担责任。

同意书更应该被看作是向疾病的"宣战书"。当在同意书上签字的时候，患者和医生便处在同一个战壕了，他们共同的敌人是疾病。疾病会带来各种不良后果，但是它既不会提前告知，更不会征得患者的同意。医生虽然尽力为患者解除病痛，但无法保证能够避免治疗可能带来的任何不良后果。

找人帮忙，如果只许成功，不许失败，谁还愿意出手相助？现在的情况就是如此，似乎一张手术同意书横亘在了患者、患者家属和医生三方之间。

患者无权决定自己的命运，患者家属在责任和风险面前徘徊，医生需要确保患者和家属能够理解，尽量不要"吃力不讨好"。

有时候，结果决定一切

最终，我说服了患者的儿子，手术也很快进行了。他们选择了介入手术，手术很顺利，而且创伤并不大，只需要从腿部切开一个小口子，将导丝插入颅内操作即可。

我再次看到老人是在第二天的下午。冬日的夕阳透过病房的窗帘，屋里暖气开得很足，与就诊那夜的寒冷截然不同。老太太平静地躺在床上。患者女儿坐在床头，一口一口地喂她吃白稀饭。看到我来了，患者女儿连忙起身感谢。

这个手术，虽然主刀医生不是我，但我却面临了一次最棘手的沟通。万一手术失败了，老人家没有下手术台；又或者即便手

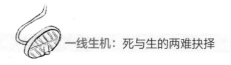

术成功了，老太太恢复得没有那么好，比如头还是很疼，那么，病房里有可能是完全不同的景象。

"为了说服他，我是不是刻意把风险说小了？"这个想法在我脑海中挥之不去。*Do No Harm* 一书中讲亨利医生为一个没有任何不舒服，只是体检时偶然发现有动脉瘤的患者做了手术，但是患者最终没能走下手术台。患者对他是如此的信任，但他的建议却成为患者死亡的直接原因。如果不做手术，这个动脉瘤可能再过 50 年都不会破裂。

亨利医生因为这个建议终生自责。其实，每个医生都有不愿意回忆的片段，都有后悔终生的决定，都有想起某个时刻，辗转反侧、难以入眠的夜晚。

在两难面前，又该如何选择？

Dr.X 说

对于颅内动脉瘤，目前没有能够预防其发生的办法。只能定期进行脑血管的影像学检查，以便能够在动脉瘤破裂出血前发现病变并给予恰当的治疗。随着技术的进步，手术越来越安全，但是否做手术，还得做选择。

面对问题，一般有两种选择：一是积极，二是保守。

面对半杯水的杯子。积极的人看到的是还有半杯水，而保守的人看到的是已经空了一半。积极的人往往希望一锤定音，而保守的人更愿意带着不确定性生存。积极还是保守与胆量大小无关，更多的是风险偏好，并无好坏之分。

医生也是如此，即便是经验丰富的老教授，如果前一次的手术失败了，那么他与下一个患者沟通时往往会更加谨慎；而一个初出茅庐刚刚独立完成手术的年轻医生，往往信心满满，沟通更加积极。

积极和保守，后果难以预料。后悔是一定会发生的，但如果陷入后悔，往往会把自己推入万劫不复的深渊。在巨大的不确定性面前，只要初心是好的，就没有错误的选择。

6

要么治好，要么治死！

在神经外科，疼并不总是坏事，而不疼往往是危险的。严重的疼痛会让患者烦躁不安，血压升高，大脑缺氧，造成新的并发症。但是如果用止痛药抑制了疼痛，并不会把病治好，反而可能掩盖病情——外表看起来一切正常，突然发生昏迷死亡，让大家措手不及。

疼痛成了一把双刃剑，但对于有些人来说，疼痛是唯一的问题。

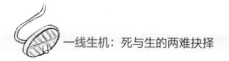

无穷无尽的酷刑

"主任，赶紧给我做手术吧，要么治好，要么把我治死也行！"

患者的一句话，打破病房下午的宁静。所有的目光都转向一个正在和主任谈话的大叔。李阿伯50多岁，人很瘦，看上去弱不禁风，坐在椅子上都感觉颤颤巍巍，他用一只手扶着自己的右边脸颊。

"是真的，我不怕死的！"大叔补充道，说完就倒吸一口凉气，"哎哟哎哟，不行不行。"

我转向旁边的实习生，小声说："赶紧看看，这就是典型的三叉神经痛。记住这个表情，你一辈子都不会忘。"

实习生小刘瞪大了双眼，有点不可思议。

三叉神经痛，症状说起来很简单，就是面部疼痛，有人说"像闪电一样"，有人说"像刀子在割肉"，还有人说"像被火烧"！

这种疼痛突如其来，说话、洗脸、刷牙，甚至微风拂面，都会造成让人生不如死的疼痛感。每天可能出现几十次、上百次，甚至上千次。

想象一下，有人每天拿刀割你脸上的肉，一天几百次，是什么感觉？感觉每天都在遭受酷刑，而且是无期徒刑！

李阿伯不敢刷牙，不敢洗脸，不敢咀嚼，甚至连一点风都要挡住。同病症的患者中的很多人已经失去了正常的生活，甚至放弃了工作，他们消极生活，陷入抑郁和精神失常的状态。

"那为什么会导致这种疾病呢？"小刘问道。

主任回答："三叉神经学过吧？分为三支，属于混合神经，包括眼神经、上颌神经、下颌神经。这三支神经负责三个部位的感觉功能，一旦神经损伤，这些部位就会失去知觉，仿佛死肉一般，而一旦受到了大的刺激，会怎么样？"

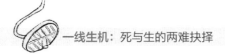

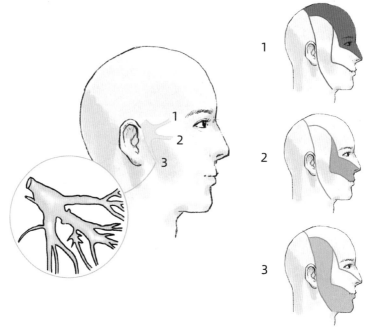

三叉神经痛的常见位置

"疼痛。"实习生抢答道。

"说得不错！那是什么刺激的呢？"主任又问道。

"肿瘤……还是炎症？"小刘小心翼翼地回答。

"你说得对，但也不全对。肿瘤、炎症引发的叫'继发性三叉神经痛'，而发生率更高的是原发性三叉神经痛。目前医学界认为血管压迫到了三叉神经的起始部，总是刺激神经，所以总是疼痛。手术也很简单，就是在血管和神经中间垫一块'海绵'。"

"好神奇啊！这就行了？"

看着小刘频频点头的样子，主任也成就感满满，再次转身面对患者说："那你还有什么问题吗？"

李阿伯捂着脸颊说："没有没有，在哪里签字？"

主任没有回应，而是又把头转向了小刘："对于这个疾病，患者可以吃药止疼，但是想要根本解决还是得做手术。比如，他就是吃了两年药，现在不管用了。"

"但是，"主任接着说，"这毕竟是一种开颅手术，有些人是很害怕的。不做可不可以呢？也可以，就看患者能不能忍受。因为这个疾病再疼也不会有生命危险，但是开颅手术是有风险的哦！"

主任再次"点"了一下患者。这种在学生带教和患者谈话中游刃有余的技巧，没有20年的功力，恐怕练不出来。

主任对李阿伯说："也有很小的可能是症状不会完全缓解，还会有点疼，或者会变得麻木没有知觉，这你能接受吗？"

"我知道，就是太疼了，没法活了，什么风险我都能承受！"

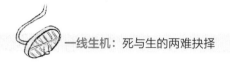

李阿伯斩钉截铁地说。

"那好，签字吧。手术安排在明天上午。"

为什么要这样反复"敲打"患者？因为这个疾病有个特点，虽然疼，但是不会死人，手术反而会有风险，或者效果不好。

"越是这样的手术，越要把风险说清楚，"主任语重心长地对我说，"我们每个人都吃过这样的亏。"

很显然，在他的职业生涯中，一定有患者做完手术，因为效果不好而反悔的。医生何尝不想让每个患者的术后效果都好，可是这只能成为追求的目标。

主任摆摆手，拿起茶杯接了一杯水说："病房你们自己查一下，我还有个会诊。"

为了面子

"你知道吗？在我们科室，还有一个病和它很像。"我接过主任的话茬，决定把带教进行到底。其实每个实习生在神经外科只能轮转两周，他们的专业也是千差万别的。影像、麻醉、口腔、临床，他们中的很多人以后可能永远不会接触到神经系统疾病，更不会看到人的脑袋是怎么打开的，所以我也想跟他们多说一点，让他们不要虚度这两周的时光。

"是什么？"小刘好像没有想到。

"你自己先去看2床、4床、10床。"

"面肌痉挛？"

"你要不先去问问患者的情况？"

过了没一会儿，小刘跑了回来。

"2床是个55岁的男性，面部抽搐5年了，来做手术的。"

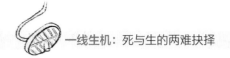

"怎么抽搐的？"

"像这样！"小刘挤眉弄眼地模仿患者的样子。

"那你知道他的脸为什么会抽搐吗？"

"神经受到压迫？"小刘试探着问。

"没错，只是这次压迫到的是面神经。面神经是运动神经，就负责面部肌肉的运动，一受刺激，面部的肌肉就会缩成一团。"

"那我知道了，手术也是垫上块'海绵'就好了！"

"真聪明，晚饭加个鸡腿！"

其实，对于面肌痉挛我的体会很深。我有个同学的父亲，在大学教哲学，我和他见过一面，记得当时的他意气风发，是个典型的学者形象。但是这几年，听说他在上课的时候脸部会无法控制地跳动。刚开始次数少，还能立刻转头避开，或者拿书挡住，但是后来次数越来越多，难以掩饰。有一次，居然被误认为跟女生使眼色。这让一个骄傲的大学老师变得敏感和易怒，慢慢就减少了课程，后来甚至转到了行政岗位。

他没有选择就医，每次家人问起来，他都以老毛病搪塞过去。这一次同学从外地回来，见状非常震惊，赶忙给我打了电话。我告诉他可能是面肌痉挛，可以做手术治疗。当他回家转达给他父亲的时候，才知道父亲自己也去看过，检查也做过，但因为害怕手术，特别是打开头骨的手术，所以一直没敢做。

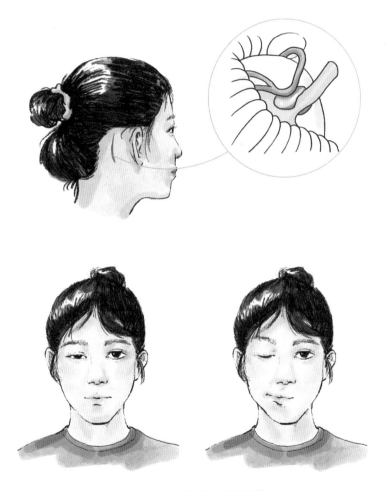

面肌痉挛是一侧面部不自主抽搐，
面肌痉挛的手术方式是在神经和血管之间垫一块"海绵"

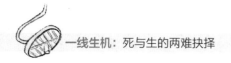

尽管这个疾病造成的只是脸部的抽动，但却像一剂慢性毒药，会慢慢地剥夺患者的社交能力。挤眉弄眼，让人觉得奇怪，每次都要解释，然后慢慢地就不想和别人交流，远离社交，封闭自我，最后恶性循环，无法挽回。同学让我和他父亲谈谈。

"叔，这个病，过去没得治，现在可以治，手术可以逆转这一切，让您重回讲台！"

"嗯嗯，谢谢你啊！但是，这个啊，看有没有什么吃药的办法呢？"

"叔叔，其实开颅手术的风险没有你想的那么大。"我非常理解，因为这个病的症状只是让社交变得困难，而没有任何的生命危险，所以许多患者都会犹豫。可是，现代生活，我们不仅要活着，生活质量一样重要。

"谢谢你啊，我再考虑一下。"

我似乎依然没有说服这位骄傲的大学老师，他宁愿躲开大家，也不愿意做手术。

病房里许多患者的面部抽搐更加严重，一刻不停，眼睛都难以闭合，甚至发生角膜溃疡。其实，手术与否，就看个人愿意为自己的生活质量承担多大的风险了。

不完美的救赎

第二天，李阿伯的手术按常规进行。

"你看，这个患者的'责任血管'不太明确，我现在要把神经切断一部分，希望术后麻木不要太严重。"

在一部分三叉神经手术中，医生无法找到明确压迫神经的血管。不过这样的情况很少，不到10%。为了保证手术效果，也就是让患者不疼，有时候主刀医生不得不切断一部分神经，这样患者面部的疼痛会减轻，缺点就是可能会造成面部麻木。不过和疼痛相比，麻木是可以接受的并发症。当然，在手术前，也会征得患者的同意。

如果找不到"责任血管"，也可以术后打封闭针，或者做球囊压迫，等等。但是，疼痛已久的患者很难接受面部有刀割感或火烧感，这种感觉会将他们从麻醉中唤醒。

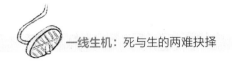

"哎。"随着神经的切断，主任还是叹了一口气。对于追求完美的专家来说，这个手术是不完美的，没有按照原计划放入"海绵"。

手术结束的当天傍晚，我来到患者的房间，心中还有些忐忑。没想到，虽然头上包得像个粽子，李阿伯却难掩脸上的笑容。"没事了！不疼了！"他自己伸出手，戳了戳自己的脸，"真的不疼了。"

"会不会有点麻木呢？"

"没事，麻木没事！"

对于神经外科医生来说，这不是一个完美的手术，但是却解决了患者的疼痛问题。其实医学就是如此：在不确定中，寻找确定；在不完美中，追求满意。

Dr.X 说

　　临床上，经常使用视觉模拟评分法（VAS）评估疼痛等级，0分表示无痛，10分表示剧痛。数值越大，疼痛越剧烈。

　　一般来说，我们平时可能发生的偏头痛和轻度的痛经属于中度疼痛，评分在3~5分；分娩生孩子和肾结石疼痛等一般也属于中度疼痛，评分在6~7分；而频繁发作的三叉神经痛属于极重度疼痛，评分在8~10分。

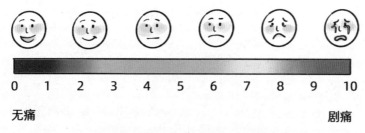

VAS可以初步评估患者的疼痛水平

　　医生对疼痛的看法不同。有人说疼痛不是病，而是一种保护机制。疼，代表身体受到伤害，我们需要躲避伤害。内分泌科医生最害怕的是末梢神经坏死的糖尿病患

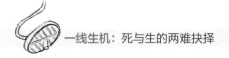

者，他们的足部失去痛觉，常常被开水烫烂，久治不愈。

人的耐受程度不同，疼痛的表现也不同。比如老年人对疼痛的耐受力更强，孩子则较弱。我们平时认为男性更勇敢，其实更多研究告诉我们女性对疼痛的耐受力更强。

目前医学界认为，疼痛本身也是一种疾病。它常常伴随自主神经功能紊乱，如精神抑郁等，给患者及其家庭成员带来极大的痛苦和负面影响。所以有疼痛，就应该治疗。

不过，也有一种疾病叫作"先天性无痛症"，它是常染色体隐性遗传病，因为基因缺失，患者身体的任何部位在任何情况下都感受不到疼痛。孩子出生之后，首先是接种疫苗毫不哭闹，接着是到出牙期频繁咬伤舌头，然后是各种摔伤和骨折。因为不知道疼痛，无法保护自己，意外频发，所以很多患者失去生命。

疼痛是神奇的人体反应，不能没有，也不能过度。

按下生命的"关机键"

现代医学很强大，有时甚至可以起死回生；现代医学也很脆弱，有时只是在拖延时间。

曾经人们认为，呼吸停止、心脏停搏就代表死亡，但是现在有了体外膜氧合器能替代人的心和肺。全世界无数实验室夜以继日地研究如何延长寿命，但什么时机适合按下生命的"关机键"呢？

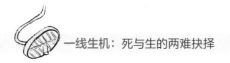

他可能离不开ICU了

神经外科的ICU里，住着一个85岁的老者，他因爬楼梯的时候不小心摔伤了头部而做手术。手术虽说顺利，但并不让人满意。

由于年龄太大，加上伤很重，老人虽然有自主呼吸，但是需要靠呼吸机辅助，否则氧饱和度就会急速往下掉；好在老人家以往的身体状态还算不错，其他方面并没有出现严重的并发症。在ICU里，他靠着气管切开，插胃管、尿管和静脉输液维持生命，治疗费用不菲。

就这样，他已经躺了1个月。老人虽然暂时脱离了生命危险，但是苏醒的可能性微乎其微。

有一天夜班，走廊上的争吵声刺破了病房的宁静。

规培医生小张跑来办公室，气喘吁吁地说："10床家属在楼道里吵架。"隐约间我可以明白一二，患者大儿子和儿媳可能家庭条件一般，想要放弃治疗，不想继续支付费用，而小儿子坚决不同意。争执的声音越来越大，反复听到了"卖房子，分家产"之类的言语。

"无论花多少钱我也要治！"最后，不知道是谁打了谁一巴掌，亲兄弟推搡起来。

"大晚上的很多患者还要睡觉，有事小声说。"当班护士把他们拉开。

有人扭头就走，有人掩面流泪。争吵声停下，气氛也降到冰点。监护仪发出"嘀——嘀——"的跳动声，清晰又刺耳。

治疗依然在继续，长期昏迷的老人支气管里有痰难以排出，造成了严重的肺部感染。我们照例请了呼吸科会诊。

呼吸科医生叹了一口气，问道："这个患者还能醒吗？"

"很难。"我回答道。

"你知道，昏迷的患者总是会肺部感染的。按理说肺里痰这么多，又排不出来，我们可以用气管镜吸痰，但这也相当于一个小手术了，要不要和家人谈一下？"

"辛苦，辛苦。"我知道这是他们的常规处理方法，但是对于

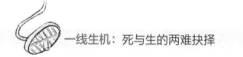

这个老人，能有多大意义，我们彼此心知肚明。

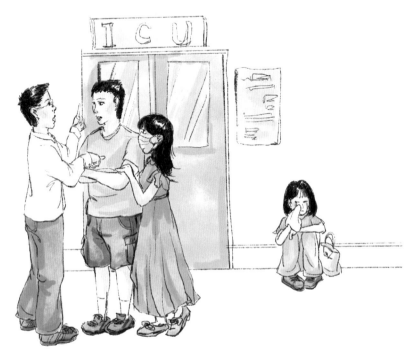

ICU门口常常是各种情绪交汇之地

这天下午，病房里还算平静，我正收拾东西准备下班。一个老太太缓步走进办公室，她满头银发，但梳理得很整齐，看上去知书达理，眼神平静又坚毅。

"医生你好，我是10床的老伴，我有心脏病，身体不太好，孩子都不让我过来。"几句话言简意赅，说完，她慢慢地坐到我旁边。"刚才我去看了他，叫他也没有反应，我觉得他好像很痛苦。能不能把身上的管子拿掉？或者不要留在ICU里，把他搬到普通病房，我们来照顾。"

"其实，现在他就靠这些管子和呼吸机来维持生命。他可能离不开ICU了。"

活着的定义是什么？

"那，他是醒不过来了吗？"

"的确。您老伴的情况，不说绝无可能，但真的非常困难。"

"他一辈子都是我们家拿主意的人，他——"说着，老太太的声音有些哽咽，眼眶湿润。"我知道，我知道，这一天……"老太太似乎有些语无伦次。

"那怎么可以让他舒服一点？"

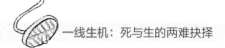

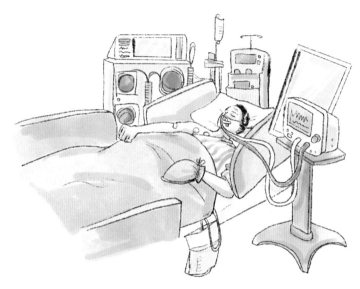

ICU里昏迷的患者

"他现在已经昏迷了，目前应该不会感受到什么痛苦。呼吸科也来看过了，痰还是很多，排不出来，明天准备吸痰。"

有句话，我想了想，并没说出口。抬起头，屋顶的日光灯雪白的光线刺入我的眼睛，恍惚之间，许多曾经的画面浮现在眼前。

我的外公，曾经是一位意气风发的教授。他身材高大，气宇轩昂，是我们心目中的英雄。可是因为阿尔茨海默病，他眼睛里的光彩一点点地失去了。生命中的最后几年，他都是在医院的病床上度过的。不仅如此，其实生命的最后10年里，他就已经不认识我，不认识家里的任何人了。

即便如此，在家人的心中，他永远是那个伟岸的形象。我无法相信这个曾经满口流利英语和法语的人，已经说不出话了；我无法相信这个曾经带我去吃西餐，偷偷给我买冰激凌的人，现在躺在病床上连进食都需要磨碎之后用管子注射。

我们太爱他，舍不得他离去，于是尝试了所有方法延长他的生命。在生病之初，我们陪着他求医问药，走遍了北京、上海的大医院；在治疗后期，我们动用了一切可以想到的办法，使用白蛋白、用最好的抗生素、各种插管，我们通通签字同意。

他的生命的确是延长了，但仅仅能维持最基础的水平。曾经我有一个信念，每天下午都要把他扶坐起来，面对窗户晒一个小时的太阳，看看窗外。但是后来，因为长期卧床，肌肉萎缩，他连坐都坐不起来了。对于我来说，他的生活已经什么都没有了。从医学上讲他还活着，但是对于家人来说，他其实已经"走"了。

面前的这个老太太，虽然我们是第一次见面，但却感觉非常熟悉。

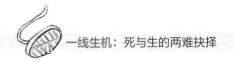

"老人家，你的心情我感同身受，如果这是我的家人，我也不想看到他这样的情况。"在那一瞬间，好像站在面前的是我的外婆。

"但是，决定权在你们这里，无论你们做什么样的决定，我们都支持配合。"

医生没有永远的客观。如果倒退10年，我可能会说："呼吸科医生的建议是用支气管镜吸痰，这对他有帮助。"我之前也确实经常这么说，但我心里知道，这只是延长时间而已。

谁来帮你按"关机键"？

到底要不要继续治疗？约翰霍普金斯大学出版的《痴呆患者照顾手册》给出了建议：当你考虑对没有治愈希望的患者进行生命支持问题时，比如，要不要用喂食管、呼吸机？要不要用抗生素治疗肺炎等疾病？要不要进行急性疾病的手术？通常是没有正确答案的。

你很难知道，如果选择进行这些看似痛苦的治疗，患者是否可以继续舒适地生活一段时间。其实对于很多患者来说，本身就很难界定他们是什么"绝症"，也很难预测他们什么时候会死亡。很多时候，连医生都无法判断，在患者濒临死亡时进行的干预措施到底是减轻了痛苦还是增加了痛苦。

在中国，很多患者家属会四处求医问药，特别是当几个医生的意见不完全一样的时候，他们会愤怒和迷茫。当他们看到报刊和网站上介绍的前沿疗法和医学奇迹，会再次产生期待。但正是这种期待，极大可能让人们再次陷入痛苦。

"谢谢你，医生，我回去跟儿子说。"老太太没有再多说，缓缓起身。

ICU的医护人员在做的事情包括两类：一类是真正可以让患者渡过难关，一类是帮助回天乏术的患者延续生命。前者意义很大，后者也并不是没有意义，因为多活一天，对于很多人来说是有意义的。

第二天，曾经要求不惜一切代价抢救老人的小儿子找到了我，要求拔掉父亲身上大部分的管子，把老人转回老家的医院。

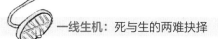

中国人忌讳谈死亡，认为说出那个词，会带来不祥的预兆。很多人从来没有跟家人探讨过生死。与中国相反，有些国家的人，不仅会提前写好遗嘱，甚至会买好自己的墓地，安排自己的葬礼（包括在哪里举办，邀请哪些人），甚至提前支付费用。

这些年过去，人们开始重新审视生死。在深圳，"生前预嘱"的制度已经开始试行，患者可以预先做好自己的医学安排。这些安排不仅包括遗嘱，还包括重要的医学建议。比如，是否同意插管？是否同意使用呼吸机？是否要心肺复苏？是否愿意成为植物人？抢救多久无效，就不要再积极抢救了？

不谈死亡，不会让我们活得更久，也不会让我们活得更幸福。谈论死亡，看起来残忍，但可以避免患者在意识不清时，出现让家人为难、自己痛苦的情况。我们无法决定出生，但都得面对死亡，你愿意为自己做好安排吗？

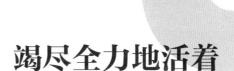

竭尽全力地活着

医院像是一个包罗万象的小社会，形形色色的生命鲜活地呈现。有的人年纪轻轻、事业有成，却从高楼上纵身一跃；有的人从出生就艰难，却如同石缝中的小草，顽强生存。有的人为了自己活着，有的人则是为了别人活着，有的人追求生命的意义，有的人仅仅是惧怕死亡。

作家余华说："人是为了活着本身而活着，而不是为了活着之外的任何事物而活着。"

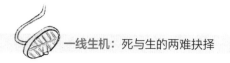

溜走的生活，抓不住

这个女孩26岁，名叫小白，体重只有80斤，她患上一种大部分人从未听过的疾病。

她躺在病床上，把头藏在被子里，如果不仔细观察会觉得病床上没有人。她的床头柜不像其他患者那样摆满牛奶、饮料和各种水果，鲜花和营养品更是从未见过，只有一个洗刷干净的老干妈瓶子，装了半杯白开水。

每次主任查房的时候，她就把头从被子里稍微露出一点。疾病已经让她的头很久不能转动了，她斜一下眼睛看着我们，都已经竭尽全力。

小白来自云南省红河哈尼族彝族自治州，年纪轻轻的她已经是两个孩子的妈妈。在偏远的地区，这样的家庭并不少见。带孩子，照顾老人……对于她来说，日子能过就行。

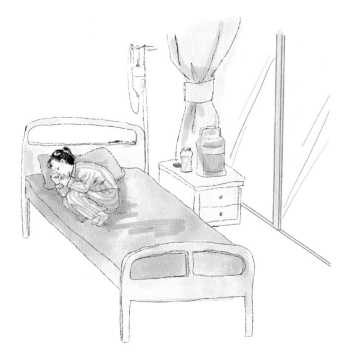

蜷缩在床边的患者遭受着生理和心理上的双重打击

最近5年，小白的双手逐渐不听使唤，手里的东西经常突然落地，再后来端碗也变得困难；行动越来越困难，从行走缓慢，到开始拄拐，再到坐轮椅。后来，她实在坚持不了了，丈夫才带她来到省城，做了磁共振检查。

小白的病非常罕见，诊断却只需要一张片子。头部和颈部之间的关节发育畸形，失去应有的稳定性——她的症状有些类似于

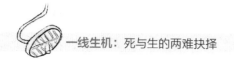

"渐冻人"。出生的时候看不出来，她除了个子稍微小一点，脖子稍微短一点，其他的与别人无异。但是随着时间的推移，伴随着日复一日地低头动作，小白颈椎的骨头开始松动，第二颈椎前缘的齿状突像牙齿一样，不断地攻击她的脊髓。

本该保护脊髓的骨头，却成了致病的"凶手"。该病患者的症状各异，有的无法走路，有的拿不起东西，有的脖子疼到无法动弹，还有的失去感觉，被开水烫伤也毫无反应。

曾经有个患者，每次打喷嚏都会刺激脊髓。打完喷嚏，他就浑身动弹不得，得趴在地上缓10分钟才能爬起来。其实他每次用力，都像是在脊髓上砸了一锤。有一次，在一个大大的喷嚏之后，他就真的昏迷过去，再也没有醒来。

每天在家不动、卧床休息可能会让症状暂缓，但是随着年龄的推移，低头、抬头造成的挤压会导致症状越来越严重。小白躺在床上，朝气一天天地消失，眼看着生活一点一滴从手边溜走，她无论如何用力都抓不住。

人体先天畸形的疾病有许多种，有些人出生的时候就会显现出来，如先天性心脏病、多趾和兔唇，早发现可以早治疗，疗效也在不断提高；但是，还有一些藏在基因里，会随着时间的推移缓慢地表现出来，让曾经习惯的正常生活成为奢望。先天失明的人，和后天失明的人，哪种更痛苦？没有答案。

没有药物，全凭手艺

医生很容易把自己的情绪传递给患者。隔壁的 5 床，挂着拐杖来看病。

手术前，主任告诉他："做完手术，把拐杖留给我们，因为你已经不需要了！"

主任从容自信，患者信心满满，手术也异常成功。

但是到了小白这里，主任查房时，叹了一口气说："你真的给我们出了个难题，但是你放心，我们一定会想办法。"

脊髓被挤断之后就是死路一条，甚至不需要挤断，仅仅是稍微压一下，就会让患者瘫痪，医生只能拼死一搏。

"只要你想治疗，我们就会搏一下。"

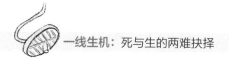

小白轻轻地点了头。

"麻烦主任了，麻烦主任了。"小白的丈夫连声说道。

外科医生厌恶风险，却不惧挑战。主任拿着片子研究良久，最后决定在头部和颈部打上钢钉，把头颈部的关节固定住。如果可能，还可以撬动已经移位的关节，让已经受压的脊髓稍稍放松。虽然有钢钉，但是头部和颈部的骨头很细，再牢靠的钢钉也会不堪重负，只能从患者身体上取出一些骨头，希望这两个关节融合，长在一起。虽然小白从前经常为生活低头，但以后她无法低头了。

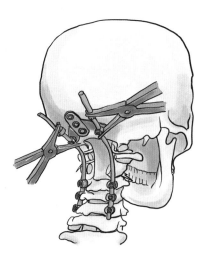

钢钉才能帮助她的颈椎稳定下来

"这你能接受吧?"

小白又轻轻地点了一下头,准确地说是用眼神表示了同意。

住院之后,小白一直很平静,很难从她的脸上捕捉到她的心情。但是,手术前一晚,理发师帮小白剃光头发,整个过程她泪流不止。本就难以决定自己的命运,现在又失去了头发的保护,她感觉自己好像赤身裸体一样。但是为了活着,还得殊死一搏——而且就在当天,她的手已经彻底抬不起来了。

手术方案已经有了,但真的要上战场,困难重重。26岁的她只有80斤,皮肉和骨头像是14岁的孩子。手术的问题就是头骨太薄了,只能用最短的螺丝钉来固定,而且在复位的过程中,一不小心,她的骨头可能会碎裂,救命的手术就会变成"杀人"的手术。

手术的过程其实是体现医生耐心和博弈能力的过程,当然还考验经验和胆量。想要把她的颈椎扳回正常状态,不能太用力,度难以拿捏。

做完手术,需要拍一张片子来检验结果,在拍片之前我们的心里都绷着一根弦。虽然手术风险大,家人也完全理解,但是万一效果不好,会让一整天的努力功亏一篑,而且从内心感觉对

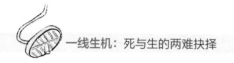

不起这位饱受苦难的女性。片子出来了，虽然脱位没有完全缓解，和正常人还有差距，但是对她来说，已经非常难得了。

手术后两天，小白原本举不起来的双手，可以颤颤巍巍地抬起来了。但是她的情绪还是十分低落，她没有信心，不确定自己颤颤巍巍的手能否扛得起未来的人生和她的两个孩子。别人查房主要是严肃地询问病情，而对小白，医生更多的是同她的家人一起努力让她精神放松一点。

"坚强点，要记住你是两个孩子的妈妈！"主任还是说出了这句话。

这句话，仿佛戳中泪点，她蜷缩在被子里，眼眶再次湿润。

她哭泣的样子和别人不同，她只是面无表情地流下泪水。年幼的孩子，对于许许多多患病的父母来说都是活下去的唯一理由。

从那以后，我们感觉到她的精神状态变得不同了，偶尔也能接住我们的玩笑，自己会在床上练习抬腿和举手。手术后的第7天，特制的支架到货了——一个连着胸部和头部的盔甲。在手术后的几个月内，小白的头和脖子都会被保护起来。被丈夫搀扶着，她在走廊重新学习走路，日复一日。

竭尽全力去生活

　　小白每一天都有进步，医生和护士都很开心。今天终于等到了出院的日子，她可以在搀扶下行走，也可以自己吃饭，对比之前几乎瘫痪的状态，我觉得效果已经非常好了。

　　小白丈夫问："回家能干活吗？"这个问题让我始料不及，显然家人又有了更高的期待。医生的心里很清楚，小白脆弱的头颈部连接，只要能不加重，生活自理已经不错。如果过分用力，手术可能功亏一篑。

　　主任回答："你们给我提出了更高的要求啊！"

　　"那在家做做家务可以吧？"显然这样的家庭里，不可能请人照护小白，反而还需要小白去照顾孩子。

　　"我们希望你在家休养为主，这样你的生活质量会更好！"

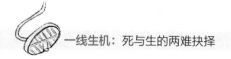

主任转过头对小白说。

"当然，每个人的家庭情况不同。但是，你要记得，如果下次再出问题，可能都没有手术的机会了。自己知道就行了，后面怎么做，你自己看。"

大部分的人走出医院，可以迎接新的生活。我们身边有太多身患重病的人，治愈之后仿佛脱胎换骨，变了一个人，本来计较的一城一池早已成为过眼云烟。但很遗憾，并非每个人都能有这样的勇气和底气。

生活像一台跑步机，摔倒之后就会掉下去。如果你坚持想要爬起来，姿势一定做不到优雅；但是为了家庭和孩子，再狼狈也得跟上，直到筋疲力尽。

小白出院了，她最后跟我们笑了，但是我却读出了她的许多艰辛。我很怕她低头干活，最后导致病情再度加重，我甚至许愿她丈夫的小生意能多赚点钱，让她能轻松地在家休养，可以不用回来找我们，活得很久、很好。

Dr.X 说

不能低头的不只小白，还有我们大多数人。除了先天畸形，长期低头、伏案工作、玩手机这些后天的行为也会让颈椎受损。颈椎病越发年轻化。人群中约15%患有颈椎病，也就是说，每6～7个人里就有1人有颈椎问题。在美国，50岁以上的人颈椎病发病率为25%，60岁以上的人颈椎病发病率为50%。

当颈椎的骨质或突出的椎间盘挤压到不同的部位，就会出现不同的症状。大体上可以分为以下4类。

1. 神经根型颈椎病

挤压到颈部神经，可能会出现疼痛、麻木，或者感觉异常，如发凉、虫爬感等。

2. 椎动脉型颈椎病

挤压到了给大脑供血的血管，会出现头晕、眩晕、眼

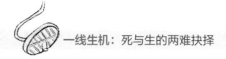

花、耳鸣等（并非全部症状同时出现），严重的可能突然倒地。

3. 脊髓型颈椎病

挤压到了脊髓，可能会出现双脚发软、走路不稳，走路有踩棉花的感觉，常摔倒；也可能胸部、腹部有被带子束缚住的感觉；大小便异常、排便困难或失禁；性功能障碍、肌肉萎缩等。

4. 交感型颈椎病

挤压血管表面的交感神经。此类症状比较复杂多变，可能会出现头晕、头痛、恶心、呕吐、耳鸣、心慌，或者睡眠障碍、心烦意乱等。

如果你出现了类似症状，要考虑颈椎病。而预防颈椎病，最重要的是保证正确的姿势。

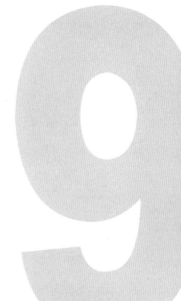

复发还是涅槃重生？

癌症，除了攻击身体，也摧毁着人们的精神。在发现之前，癌细胞在体内生根发芽，缓慢生长，悄无声息。一旦体检时发现，当患者听到"癌症"这两个字后，往往会虚弱到下不了床。有人因此害怕体检，好像不去检查，就不会生病。

即使治疗过程一切顺利，许多患者也会陷入"会不会复发"的思想漩涡，无法逃脱，像是被摄去了魂魄。

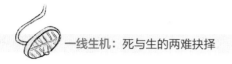

第一台手术

"医生，今天的手术停了，我们被急诊压台了，可30床的妈妈非要第一台手术。"一进病房，护士的话就让我措手不及。我走到病房里，看着已经剃光头、戴着帽子的女孩盘腿坐在床上，她的妈妈在旁边不停踱步。

"本来安排的第一台，被急诊压台了，这个无法预料，请您理解。"我解释道。

"哎，我们知道，但还是希望能第一台做，要不就明天早上，能不能和主任说一下？"

"好的，好的。"面对独生女儿的脑肿瘤，妈妈的焦虑已经无法掩饰，她整个人好像一根紧绷的皮筋，随时就要断掉。

小王，29岁，研究生学历，刚工作几年，是一个公司白领。来医院就诊的原因是最近几个月经常出现头晕、眼花症状，偶尔恶心想吐。刚开始她没当回事儿，后来症状逐渐加重，做了一个头颅CT，发现枕叶有一个巨大的病灶，这才转来我们神经外科病房。

小王穿着休闲T恤，留着干练的齐肩发，是个大美女。刚来科室的时候，她表现得很淡定，乐观开朗。反倒是她的妈妈，显得焦虑不安。

"我女儿在大公司上班，经常加班，会不会是上班太累，压力太大让她生病了？"

"她的办公桌后面有个大的电脑主机，会不会是辐射太多让她生病了？"

"她平时总是挑食，总是喝奶茶，不喜欢吃蔬菜，这个有没有关系？"

入院后，我第一时间给她安排了增强磁共振扫描。

"磁共振会不会有辐射啊？"

"还要打药啊？这个药物会不会有什么副作用啊？"

小王妈妈还是有一大堆的问题。

"磁共振是没有辐射的，增强磁共振就是在血管里注射造影剂，再去拍磁共振，肿瘤血供丰富，这样可以更容易找到肿瘤，

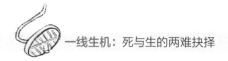

并且判断良恶性。"规培医生小张解释道。

　　脑肿瘤其实分为几种，最常见的是脑膜瘤和胶质瘤。脑膜瘤起源于脑膜，也就是大脑表面的一层膜，大多数是良性的，生长缓慢，不容易转移。胶质瘤起源于胶质细胞，也就是脑组织中，这种肿瘤大部分为恶性，浸润侵袭性生长，特别容易转移、复发。当肿瘤压迫到某个特定的大脑区域时，患者会相应地出现视力障碍、听力障碍、运动障碍等。如果肿瘤没有压迫到这些关键部位，而是生长得太大了，就会因为挤占了太多的大脑空间，造成颅内压力升高，出现头痛、呕吐。绝大部分患者都是因为头痛来就医的。

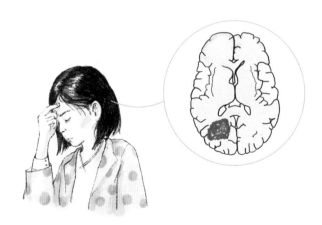

脑肿瘤早期常常没有症状，等到出现症状，肿瘤往往已经达到一定体积

谁在瞒着谁?

"结果出来了吗?怎么样啊?"小王妈妈每天都要来办公室问很多次。

"别担心,有结果我们会第一时间告诉你的。"

增强磁共振结果出来后其实我们已经心中有数,病灶在枕叶,也就是后枕部的脑区,这个部位有个关键区域叫作"视辐射",负责视力和视野。右侧的肿瘤,解释了小王经常左侧眼花,看不清楚东西的症状。

肿瘤的性质从片子上来看是胶质瘤,而且恶性程度不低。胶质瘤的恶性程度分为4级,4级最严重,也叫"胶质母细胞瘤",1级最轻。小王的肿瘤初步判断应该是在2 ~ 3级。

接下来的问题是,怎么告诉她和她的妈妈。医生这个职业有个天生的缺点,别人健康快乐的时候想不起你,一旦身体出了问

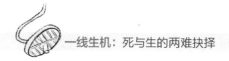

题就会来找你。而坏消息，常常也必须从你的嘴里说出。我的话还没有说完，小王妈妈已经双手掩面。我赶紧宽慰几句，安慰的话语就像风一样飘走，而"胶质瘤"这个诊断，却像巨石一样沉重，无论我怎么努力也打破不了整个办公室里的死寂。

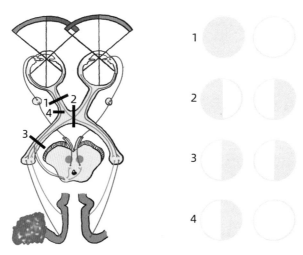

观察视野缺损的部位，医生可以判断肿瘤或损伤的位置

"医生，你一定要先瞒着她。"沉默了大约1分钟，小王妈妈才说出这句话。

的确，对于有些患者来说，癌症像一座大山压在头顶。许多患者死亡的时候都不知道自己是什么病，患胆囊癌的以为自己是胆囊炎，患肠癌的认为自己是肠炎，患肺癌的认为自己是肺炎。

如果患者是个孩子或老人，瞒着这件事或许很容易做到。但一个29岁的年轻女孩，她自己拿手机一搜就什么都知道了，很难瞒得住。

还有一种景象在病房里很常见，患者虽然知道自己的病情，但为了让家属放心也装聋作哑。患者和家属心照不宣，谁的心里都压着一座大山，但谁也不问、不提。作为旁观者的医生也不会捅破这层窗户纸。直到有一天，患者转去化疗，看着病区门口挂着"肿瘤科"三个大字，反倒释然。

这个手术还有一个风险，有些话我不得不说出来："肿瘤在视辐射的区域，如果想要全切肿瘤，需要牺牲她一部分的视野。"

"什么叫牺牲视野？"

"也就是说，可能左半边看不见。想要看的话，得转头。"

"哦，知道了。"在突如其来的肿瘤面前，这些风险似乎可以接受。

小王妈妈擦干眼泪，平静了一下情绪，返回病房。能看得出来，她不想让女儿担心，但是她的焦虑的确难以掩藏。我不知道母女之间是如何沟通的，小王一直表现得很坚强和冷静。在手术

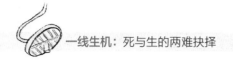

前一天，剃去她精心打理的头发时，我在她的眼角看见了泪痕。

一定要第一台手术，是小王妈妈提出的唯一要求，主任也满足了她。这并不是迷信，妈妈只是想给予孩子自己所能给予的一切。

肿瘤会复发吗？

没有等待太久，手术在第二天清晨进行。

送小王进入手术室的那一刻，妈妈表现得很平静。但是当手术室大门关闭后，妈妈的泪水就像决堤的洪水一样奔流下来。

她双手合十，不住地说："上天保佑，上天保佑！"

手术很顺利，全切了肿瘤。对我们来说每天都要完成的常规手术，对于一个家庭来说却是生死两重天。

手术后小王很快苏醒，醒后第一句话就是："感觉很好，但是好像左边有点看不见了。"其实这也在意料之中，接下来就是等待病理结果。

胶质瘤治疗是一个长期的过程。对于高级别胶质瘤患者,在接受外科手术治疗后往往需要进一步的放疗;对于低级别胶质瘤患者,若存在高危因素(如肿瘤体积超过6厘米、手术切除不完全等因素),也要考虑进行放疗。

小王的结果出来了,是一个2级的胶质瘤。但是因为肿瘤较大,也建议她进行放疗。她的手术伤口愈合很好,很快就拆线出院了。作为胶质瘤患者,要特别注意术后恢复情况,她要按照3个月、半年、一年的间隔坚持随访。

"会不会复发啊?复发了怎么办啊?"小王妈妈每次都要问这个问题。提出这个问题,虽然每个人都能理解,但这确实不是一个好问题。

恶性肿瘤,我们讲究的是5年生存率。肿瘤的确可能存在转移和复发,一部分人可能因进入晚期而去世。转移和复发大多发生在根治术后3年之内,约占80%,少部分发生在根治术后5年之内,约占10%。

主任是这样回答的:"你可以想象一下,假设我们的手术可以让时光倒流,回到5年前。5年前的同一天,你身体健康,阳光向上,可能怎么也想不到自己5年后会得脑肿瘤吧?但是很遗

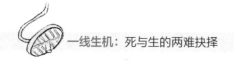

憾，5年之后，你还是因为脑肿瘤来到了咱们这里。未来的事情，无法预计，我们还是要活在当下。"

在这里要给大家一个数据，经过综合治疗后，低级别胶质瘤（WHO1 ~ 2级）患者的中位生存期在8 ~ 10年；间变胶质瘤（WHO3级）患者的中位生存期在3 ~ 4年；胶质母细胞瘤（WHO4级）患者的中位生存期在14.6 ~ 17个月。

好消息是我们的统计结果远比这数据更好。和我们病房的其他患者一样，小王也成了医院的常客。她的视野缺损恢复了一部分，头发也长长了，手术切口在发际线以内，从外观上看完全没有影响。她又恢复了那个漂亮又自信的白领装扮，在请假半年后重新工作。

更重要的是，她的母亲似乎也恢复了以往的从容模样，除了每个月陪孩子复查，也是该旅游旅游，该打麻将打麻将。跟小王聊天的时候我发觉，她变得更加乐观开朗，以前会计较职场里的鸡毛蒜皮的小事，现在只觉得健康快乐最重要。用她自己的话说："仿佛涅槃重生。"

胶质瘤，占脑肿瘤的40%～50%，是最常见的原发性颅内肿瘤。年发病率为3～8人/10万人口。它的病因尚不明确，即使是确诊了胶质瘤，也要调整心态、从容面对。许多恶性胶质瘤，确实预后很差。预后，是一个医学术语，意思是创伤或疾病可能造成的后果的预测。简单来说，有一部分患者，即使医生使出了浑身解数，也回天乏术。但是，更多患者还是可以治疗的，大部分可以在手术后回归正常生活。很多患者会选择医生的第一台手术，下面我们来讲解下选择第一台手术的可能原因。

第一台手术真的好吗？

　　1. 手术医生、麻醉医生、手术室护士都在早晨刚上班时精力充沛。如果中午或晚上手术，医生相对会比较疲乏，尤其是在中午午睡时间开始的手术，或者是5～6点才开始的手术。如果医生已经做了一天手术，此时精力难免有所下降。

　　2. 工作日的上午，一般经验丰富的专家都在医院，可以保证患者得到最及时的救治。下午之后，麻醉医生和护

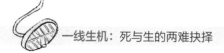

士就会开始频繁地交接班，血库、药房人员的工作效率也可能下降，如果需要特别用血、用药，可能会延误。患者在晚间回到病房，一般只有1个值班医生，主治医师、主任医师基本都不在。如果出现了严重的突发情况，他们必须从家里赶来，可能会延误最佳的救治时机。

3. 患者身体更有保障。前面也说到，中午和下午手术的患者需要从早上就开始空腹。虽然会补充葡萄糖，但是整体来说，患者身体的代偿能力会下降。手术时间还会受到之前手术的影响，如果之前的手术不顺利，患者等待的时间就会延长。

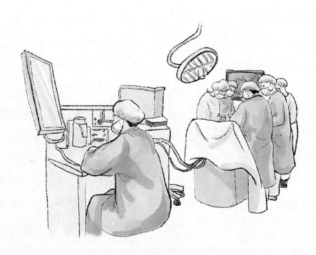

成功的手术需要整个团队的密切配合

10

医生，什么叫无法排除？

你一定听过墨菲定律。它的意思是：如果事情有变坏的可能，不管这种可能性有多小，它总会发生。在医学上，墨菲定律每天都无奈地被验证。但是，我们并不希望如此！

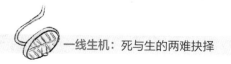

1个孩子，6个大人

宁静的下午，诊室的大门被"砰"地推开。年轻夫妇抱着孩子冲了进来。

"不好意思，让一让，不好意思啊！"爸妈一边道歉一边说，"医生，赶紧帮忙看看！孩子刚才抽筋晕过去了。"

"我们都是家属，都是家属。"

其实，像这样抱着孩子冲进诊室的父母，医生每天都能遇到几个。跟在后面的还有爷爷奶奶、外公外婆。在我们的病房里，现在就住着一个孩子叫添添，刚满4岁。一天前刚从3楼阳台摔下来，中间没有任何阻挡，来医院的时候孩子居然神志清楚，只有下颌骨骨折，牙齿掉了2颗。

当我们告知孩子没什么事的时候，崩溃的妈妈瘫软地坐在地上。妈妈带着几个月大的小宝宝出门取快递，留下4岁的老大。回家之后，妈妈发现阳台门开着，窗户开着，床边放着一个小板凳。她从窗户看下去，发现自家老大正趴在地上。

真是大难不死，不幸中的万幸！这成了我们病房里的传奇故事，但是奇迹不是总能遇到的。

今天来急诊的孩子恰巧也是4岁，名字叫陌陌。一个孩子，跟着来了6个大人。

"把我们全家都吓死了！从来没看过她这样。"孩子的妈妈还是心有余悸。

"抽筋多长时间？"

"抽了没多久，一会儿。"妈妈回答。

"你别说了，让我来说吧。"爸爸赶紧打断，"是这样的，下午她午睡起来，自己在玩玩具，突然就摔倒了，全身就这样抽搐，动作不太大，眼神很迷离的样子。我们喊她、掐她都没反应。大约1分钟之后，她自己停了下来，也慢慢醒了。"

"有没有呕吐呢？"我追问道。

"没吐，刚才在车上还喝了一杯酸奶。医生，能喝奶吧？她

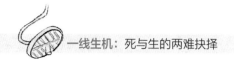

刚才要喝，我们就给她喝了。"孩子靠在妈妈的肩膀上，眼神无助地向四处张望。

"有没有事啊？"奶奶和外婆一起围过来。

"先拍个片子吧。"我说。

急诊的头颅CT结果很快就出来了，宝贝的大脑里有出血，虽然量不多。

"脑子里有出血，要住院查一查原因。"

孩子的大脑无缘无故出血，背后的原因才是神经外科医生的首要关注点。

"到底是什么原因呢？能不能说个大概，我们担心死了！"陌陌奶奶迫不及待地问。

"有一种情况是先天性的血管疾病，血管发育畸形，这种情况只要完全切除畸形的血管就可以痊愈；还有一种情况在儿童中很常见——长了不好的东西。"

"不好的东西？是什么意思？"妈妈追问道。

"别着急，这个还得查一查再说。"在这时候说得太多，反而会加重家人的担忧，特别是面对这样的一家六口。

陌陌住院了，做了全套的检查，但是由于出血的干扰，还是难以判断病灶的性质。主任们一致认为血管畸形的可能性大，但是恶性肿瘤也会导致这种情况发生，还无法排除。

经过几天的治疗，陌陌几乎恢复如常，吃喝、玩耍，甚至能对护士微笑、打招呼。每天都有很多的家属和亲友出入病房，可爱的小公主是家里最受宠的掌上明珠。

但是她的父母却高兴不起来，因为他们听到了"无法排除"这4个字。这4个字像一块巨大的石头，让人愁眉不展。陌陌太小，还有大好的人生。

"我们已经谨慎讨论了，现在有两个方案。"主任放慢了语速，"第一，手术治疗，因为已经出现了癫痫，所以我们建议手术把这个病灶切下来，化验一下，不仅控制癫痫，也能搞清楚到底是什么疾病；第二，回家观察，过一段时间再复查。"

两种方法没有哪一种是最佳选择，就像人生一样，如果选错了也没有后悔药。

回家观察的风险就是：如果是恶性肿瘤，这段时间肿瘤会继续长大，未来更难处理，而且可能引发各种问题，如癫痫、瘫

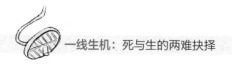

痪，甚至昏迷等。

手术治疗的风险就是：孩子太小，本身麻醉就有风险，手术需要打开颅骨，切除肿瘤，如果肿瘤和正常脑组织粘连得比较紧，要么就会切不干净，要么就会损伤正常的脑组织，同样也可能会出现癫痫、偏瘫、昏迷等问题。

而大脑里的病灶如果是恶性肿瘤，那么孩子将会在未来的几年里痛不欲生，还没有认识世界，就要准备离开世界。无论投入多少钱，孩子也不能正常地生活；父母无论投入多少爱，也必须面对白发人送黑发人，甚至是送走一个头发都没有长全的孩子。即使不是恶性肿瘤，手术过程中任何的闪失都可能给一个家庭带来无法承受的痛苦。

"我们还是商量一下。"针对处理方案，陌陌的家人没有考虑太久。

"我们决定还是做手术！"爸爸斩钉截铁地说。

我想如果换作我，也会做出和他一样的选择，不知道则已，如果知道孩子的脑子里有个隐患，那必须彻底搞清楚，否则我可能无法面对孩子未来的生活。"既然你们选择做，我们一定会尽全力。"主任厚重而深沉的声音安抚了这个家庭。

124

1台手术，20年的积累

手术前一天的晚上9点钟，办公室里依旧灯火通明，读片灯上插着陌陌全部的检查结果。大脑里的血管异常纤细，4岁孩子的更是如此。所以从切开头皮开始，所有的操作都需要在显微镜下进行。手术显微镜是神经外科的必备神器，可以把比头发丝还细、像蜘蛛网一样密集的血管放大到足以看清，让神经外科医生在手术中尽可能地避免对患者造成损伤。

但是有些血管就和病变生在一起，或者挡在我们的目标前面。想要前进，必须切断这些血管。但是血管一旦切断必然带来鲜血横流，会导致手术无法进行。于是我们有了双极电凝，它看上去是一个镊子，通过有效电极尖端产生的高频高压电流与机体接触时对组织进行加热，实现对机体组织的分离和凝固，从而起到切割和止血的目的。简单地说，就是血还没来得及淌出来，血

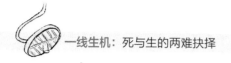

管的断端就被烧焦闭合了。

即便有了最先进的武器，在大脑里，可不能走冤枉路，必须一针见血，直达目标。我们把患者的磁共振影像输入计算机进行了3D还原，大脑就变成了一张立体的地图，地图上充满陷阱和禁区，而外科医生通过操作手术器械，在上面提前规划好路线。

主任在手术前一晚，已经把第二天的手术模拟了一遍。

预防出血、保护神经、3D导航、麻醉监护等技术让我们突破了大脑手术的禁区。看上去好像是准备一个孩子的手术，但其实，过去20年医学技术的每一步发展，都在为这一台手术做准备。

手术是清晨的第一台，主任从切皮开始就亲自操作，干脆利落地切开，立刻用指尖压住切口的两侧，不让一滴血流出，然后迅速用头皮夹封闭血管。轻轻地锯开颅骨，洁白柔嫩的脑膜漏出来，再轻柔地切开，用镊子提起来，大脑在轻轻地波动，在显微镜下就像山丘的沟壑，但其实只有几毫米。主任的每一步操作都像设置好了的计算机程序一般，他的手在放大10倍的显微镜下也见不到一丝抖动，整个过程一气呵成，这份功力绝不是一朝一夕可以练就的。

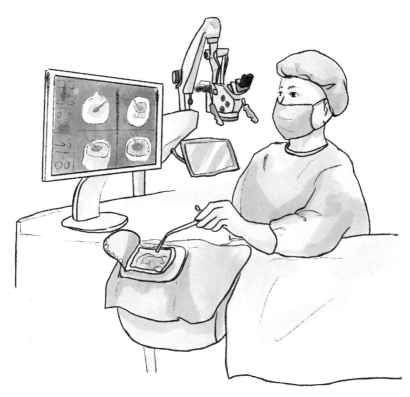

医生在手术前需要进行大量准备，手术时才能确保安全

"这根血管一定要保护好，不然以后脑子会肿。"

"这里的神经一定要避开，这样损伤最小。"

主任一边说，一边有条不紊地进行手上的操作。

1毫米、2毫米……一点点地向下方"进军"，逐渐接近病灶

周围，所有人的心都悬了起来。双极电凝缓慢地拨开脑组织，从

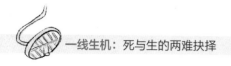

间隙中"进军"，保护好周围娇嫩的大脑。到地方了！主任用吸引器小心地吸出周围的浑浊血液，露出一丝微黄的表皮，小小的瘤子孤单地显露出来，和周围没有粘连，不像恶性肿瘤那样张牙舞爪。

"太好了，和我们的预想一样！"我在心里庆祝了一下。

"孩子太小，我们的缝合要漂亮一些。"主任叮嘱道。虽然看上去是良性肿瘤，但是没有最后的结果，主任从不提前下结论。

手术全程仅仅花费了不到3小时。陌陌的麻醉反应也并不大，当天就可以正常喝奶。

术后第二天，孩子妈妈就抱着孩子在病房里走动，孩子的眼里有了些光彩，依然微笑着和医生、护士打招呼。无论在多大的困难面前，孩子的眼神总是那么单纯和清澈。

但是，这还不够。

医生、护士、家人，所有人都在等待病理结果，就像等着法官的最后宣判。

良性还是恶性？这关系到一个家庭的命运！

等待宣判的时刻

有些事情，只有有了孩子之后才能理解。自己可以轻伤不下火线，带病坚持工作，而孩子稍有不适就手足无措。即便作为医生，我自己的孩子生病，明明知道问题不大，却还是忍不住会去想最坏的结果。

一个平静的下午，临床工作像往常一样，平静有序地进行着，手术患者一台一台地送去手术室，又送回来；换药、输液、翻身，病房里的工作有条不紊；准备出院的患者打包着行李，新来的患者一边听着护士的入院宣教，一边打量着这个陌生的环境。

突然一声清脆的声音响起："38 床，陌陌，是良性的，血管畸形！"

护士燕子一边喊着，一边跑向病房。

接下来，整个病房里的气氛立刻变得不一样。

孩子的父母、爷爷奶奶都流下了眼泪，病区里的医生和护士

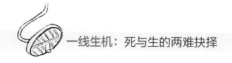

奔走相告，就连本身正在遭受病痛折磨的其他患者也纷纷露出笑容。

对于经常承受生离死别的神经外科病房，一个这样的"好结果"弥足珍贵。孩子未来成长、毕业、婚礼的一幕幕都变得真实起来。

出院的时候，陌陌的全家人都来了，爸爸妈妈、爷爷奶奶、外公外婆一起送上了锦旗，上面写着"华佗再世，妙手回春"。

"没想到这就做过手术了？""要不是头上盖着纱布我还以为什么都没有发生。"陌陌的奶奶逢人就说："我们遇到了神医啊！真的是好医生啊！"

"这要感谢现代医学的发展，"主任早已宠辱不惊，"也是我们职责所在。"

"还是要感谢你们医生、护士！"

"愧不敢当，陌陌足够幸运，站在了天平的另一边。"主任面带微笑，"好在现代医学足够发达，我们只是流水线上的一环而已。"

人从出生走向死亡，命运早已注定，大家早都排好了队，医生只是维持秩序，把那些企图插队的人拉回原位而已。即便如此，如果能做好，也是弥足珍贵。

良性肿瘤和恶性肿瘤的区别

肿瘤可以笼统地分为良性和恶性两种，这里的良性和恶性主要是根据肿瘤的侵袭、分化和转移等方式来判断的。总体来说，良性肿瘤是指机体内某些组织的细胞发生异常增殖，呈膨胀性生长，似吹气球样逐渐膨大，生长比较缓慢。良性肿瘤主要包括囊肿、血管瘤、纤维瘤、肌瘤等。患者出现症状主要是因为瘤体不断增大，挤压周围组织，手术时比较容易切除，摘除不转移，很少有复发。

而恶性肿瘤通常被人们称为"癌症"。在西方，癌症一词"cancer"来源于希腊语"carcinos"（螃蟹）。螃蟹是什么样子的？是以一团硬块为中心，周围伸出多只爪子，张牙舞爪，横行霸道。恶性肿瘤往往生长迅速，通常没有包膜的覆盖，会向周围组织肆无忌惮地侵袭，还因为生长速度太快，血液营养供应不足，从而常常发生坏死、溃疡和出血等。

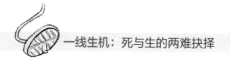

良性肿瘤就不用管吗？

虽说良性肿瘤恶变的概率较低，伤害性命的风险较小，但并不代表可以置之不理。特别是脑肿瘤，由于颅内空间非常有限，肿瘤稍微长大一些就可能会有严重的后果。如果肿瘤靠近重要的脑区，风险甚至不亚于恶性肿瘤。所以一旦发现肿瘤，都应当早期治疗，或者定期随访。

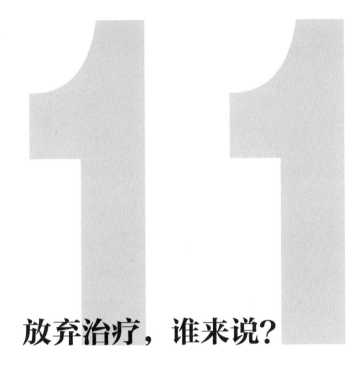

放弃治疗，谁来说？

中国是讲究人情和亲情的社会，生命从来就不单单属于自己。每个人都有太多的责任：作为子女的责任、作为爱人的责任、作为父母的责任。

老人在生活不能自理之后，生活质量甚至寿命完全掌握在子女的手里，"久病床前无孝子"这句话让我们深有感触。

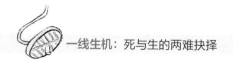

情理之中，意料之外

病房里来了一位70岁的老人，他精神矍铄，相比其他的许多患者头痛呕吐、表情痛苦，又或者是坐着轮椅、躺在推床上，这位老人一身轻松。我问他："你是什么原因来住院的呢？"

他指了指头顶，我仔细一看，原来是头皮上长了一个包。

"长了多久了？"

他的女儿忙回答道："有一个月了，他自己总觉得不好看。现在田里不忙，我把他接来做掉，然后在我们这里休养一段时间。"

老汉憨厚地笑着摸摸头："其实也没什么。"

"我父亲平时身体好得很，从来不生病，什么药也没吃。现在田里的活都是一个人干。每次要把他接来跟我们住，他都不愿意。"

老汉在病房里，和其他的患者相比显得格格不入。他想下楼转转，但是因为我们科的患者的病情都相对较重，科室有明文规定：除了外出检查，一律不允许患者出病房。老汉闲不住，早上5点起来在走廊上走来走去，还打起了太极拳。头皮包块在神经外科来说是最小的手术。但是安全起见，还是给他做了磁共振。看了他的头部磁共振片子之后，我们发现情况没那么简单。这个包块是从颅内长出来的，穿破了颅骨来到头皮上，甚至压迫了分管运动的大脑顶叶，导致老人左腿力量下降。其实老人从来没说过左腿无力，但是一切都逃不过仔细检查。如果任其发展下去，可能会导致瘫痪。

在这样的情况下，我们通常会安排患者做一个全身检查，包括腹部B超、胸部CT，甚至全身骨扫描，等等。目的很简单，排查是不是其他地方的肿瘤转移而来的。

两天后，所有的检查结果都出来了。在肺部、腹腔、脊椎上都查到了肿瘤，哪里最早长出了肿瘤，哪里是后来转移过去的，无从得知。

遇到高龄的肿瘤患者，医生要第一时间想到转移癌，这是写进医学教科书诊断指南里的，目的是避免医生漏诊和误诊。一

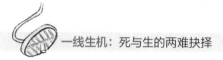

个小小的头皮上的包块，却变成生死的抉择，这真是从天而降的
灾难。

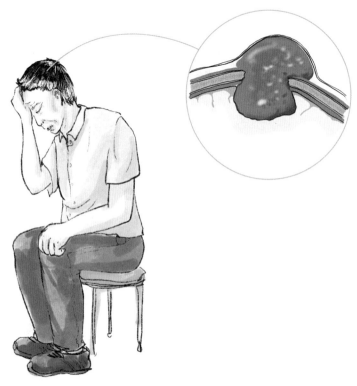

头皮上的包块可能是从脑内长出的，不要错过身体的任何微小变化

没有答案的问题

　　面对这样的结果，我们立即叫来了老人的子女，把老人的病情正式告知了他们，并给他们提供了两个选择——积极治疗或保守治疗。

　　积极治疗可以先切除头部的肿瘤，让老人不会太快面临瘫痪和昏迷；然后做病理检查，明确是哪里来的肿瘤；最后再看看有没有机会手术，或者进行全身放化疗。当然，这条路很艰难，不知道有多少人倒在了中途。

　　保守治疗很简单，就是回家休养，如果有哪里不舒服，就对症处理。不过这也意味着放弃了根治肿瘤的机会，但是，面对这样多处转移的肿瘤，根治机会本就渺茫。其实保守治疗，几乎等于放弃。

　　在国外，这种情况一般都会直接告诉患者，让患者选择是否

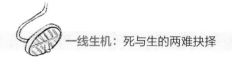

告知家属；但是在国内，一般是反过来的，先告诉家属，由家属决定是否告知患者。

子女们脸上的表情很严肃。也许是没有理解癌症和恶性肿瘤这些字眼，也许是面对这突如其来的坏消息不知所措。

"家属还有什么问题吗？"我一般还会这样问一下。

但是气氛安静，没有人提出问题。继续治疗还是放弃，这是摆在子女面前的一道坎。

"我们不会放弃，花多少钱都行。"说出这句话很简单，但是现实很残酷，家属往往面对的是花光积蓄，却不能延长老人的寿命和生活质量。

"我们不治了。"这句话很难说出口。放弃治疗，就要背上"不孝"的名声。

无论是花光积蓄还是背上骂名，哪一条路都不好走，这样的桥段天天出现在病房里。患者想要放弃，但是家属拼命鼓励；或者患者想要求生，但是家属不管不问。

这位患者的子女沉思了半天，告诉我还是要回家商量一下。

第一天，没有商量好。

第二天，依然在商量。

第三天，回老家商量。

子女是孝顺的，争抢着把老人接到自己家安享晚年；但是子女也是理智的，每家的家庭条件都不宽裕。从农村来城市打工的3个子女，谁也无法做出继续治疗或放弃的决定。情况陷入了僵局。

查房的时候，老汉有些着急："医生，我的手术什么时候做啊？这都好几天了。"

"老人家，你别急，还需要完善一些检查。"主任按照家属的要求搪塞过去。

"爸，听医生的安排，等会儿我们来跟你说。"女儿打断道。

淳朴的老人当时一定还不知道情况，还在想着什么时候能回家打理他的田地。

第二天查房的时候，我们从老汉的表情得知，他一定也知道了自己的情况。他什么也没有问，我们也什么都没有说，彼此心照不宣。憨厚、淳朴的老人，每次见面都面带微笑，这一次却表情僵硬。我顿时感觉有些愧疚，但又无力改变什么。

今天没有手术，查完房之后，主任坐在办公室里沉思，过了一会儿对我说："去把30床老人家的家属喊来吧。"

"从医生的角度，我们是建议手术的，虽然手术不能根治，

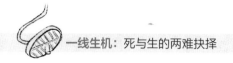

但是却可以切除头上的肿瘤，再做个病理检查，就能知道肿瘤是从哪里来的。"主任语重心长，"明确病因，这是我们手术的目的。"

"可是……"老汉的儿子打断道。

"我知道，可是就算知道肿瘤是从哪里来的，也难有更好的方法，或许也可以尝试一下新型的靶向药。"

"这我们也问了，但是……"

眼看对话无法进行，主任终于说出了那句话。"其实现在这样的情况，治疗意义确实不大，也可以回去休养。"这句话像是全家人的救命稻草，一下摘掉了子女头上"不孝"的帽子。其实，这个选择对老人来说，又何尝不是一种解脱。无论对自己所剩不多的时日，还是对整个家庭来说，都放松了。

在一个平常的中午，我结束手术后回到病房，刚巧碰到这一大家子离开病房。儿子拎着箱子，女儿抱着脸盆，老人拎着一个黑色的小包，低着头远远地跟在儿女的后面，和来时那个轻松的老汉判若两人。

看到这个场景，我的鼻子一酸，很难想象孩子们和老汉的沟通过程。这个故事绝不是个例，它每天都在医院反复上演。

脑转移瘤可发生于任何年龄，但40～70岁多发，可起源于各种恶性肿瘤，如肺癌、甲状腺癌、乳腺癌、食管癌、黑色素瘤、肾癌、胃癌、结肠癌、直肠癌、胰腺癌、肝癌、骨与软组织肉瘤、非霍奇金淋巴瘤和白血病等，其中最常见的脑转移瘤来源为肺癌（40%～60%），乳腺癌（15%～25%）次之，剩下的来源还有肾癌、胃肠道恶性肿瘤及黑色素瘤。

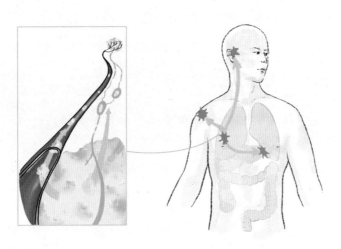

恶性肿瘤通过血液循环和淋巴系统在身体其他部位种植、转移

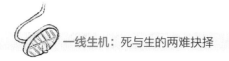

　　治疗转移癌的目的是缓解症状和根治肿瘤，前者能明显改善患者的生存质量，后者的目的在于尽可能地延长患者的生存时间。

　　缓解症状，指的是哪里引起症状就处理哪里，如脑子里长了肿瘤，造成严重头痛和昏迷，可以做手术切除肿瘤，减少其对大脑的压迫，加上药物治疗，尽量缓解头痛。如果是肺部肿瘤的症状更重，引起了呼吸问题，就优先处理肺部。

　　根治肿瘤，这个要求比较高。因为肿瘤已经通过血液转移到了大脑，说明血液里存在大量的肿瘤细胞。这时候往往是切的速度比不上长的速度。不过目前有许多化疗药物和靶向药物，可以有针对性地杀灭肿瘤细胞，并对正常细胞没有损伤。如此一来，就提供了完全治愈的机会。

　　对于中老年患者，我依然建议大家每年进行健康体检，重视身体，发现每一点变化，千万不要讳疾忌医。如果能早一点发现，肿瘤还没来得及转移，治疗效果也许完全不同。

12

万丈深渊上的独木桥

人体内有许许多多微妙的平衡，如凝血和溶血，让我们不至于出血过多，也不会血管堵塞；如交感神经和迷走神经，让我们休息又不至于萎靡，兴奋又不至于失控；如胰岛素和胰高血糖素，让血液中的葡萄糖既能分解利用，又能储存转化，既不高血糖，又不低血糖。然而，一旦平衡被打破，问题就来了。

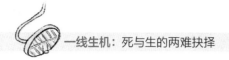

不寻常的出血

对于神经外科来说，冬天和夏天都是"旺季"。

冬天脑出血多，夏天脑外伤多。

冬天气温低，血管收缩，特别容易破裂和堵塞；而夏天外出活动多，容易受伤。

每次夜班，不需要急诊科的电话提醒，只要听到救护车的呼啸声，就知道"来活了"。

"今天这个患者有点怪，你看看片子，怎么出血那么多？"急诊科老杨递过来一张片子，"刚拍的，其他地方都没问题，就是脑子里……"

"怎么受伤的？"我问。

"洗澡摔的。你去看看，后脑勺还有个大包。"老杨指了指旁边。

患者60多岁，男性，躺在床上已经说不出话了。头上的确有个包，手也骨折了。

"手没事，我先给他固定一下。"骨科医生说。

"血压怎么样？"

"刚量的，180/130mmHg。"护士小王回答。

"有点高了，慢慢降。"

据老人的儿子说，晚上老人在洗澡，家人听到一声巨响，冲进淋浴间一看，老人已经不省人事了。

"老杨，片子上的出血不像是摔的。"我指了指片子，"你看，这里有两个大的出血灶，一个在左边内囊的位置，而另外一个在右侧的硬膜下。"

神经外科医生有个特点，对黑白胶片极其敏感。看过患者的脸会记不住，名字也会忘记，但是只要看到他的大脑片子，整个病情、手术的情况瞬间浮现在脑海中。黑白胶片经常成为我们的朋友圈素材，内行人看一眼就知道，一张看似平平无奇的胶片背后，隐藏了多少惊心动魄。

"是的，我也感觉不对。为什么摔了一次，两边出血了呢？"老杨也表示疑惑。

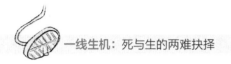

"不止哦，你看这里还有蛛网膜下腔出血。"

"在家会摔得这么厉害吗？"规培医生小张的问题来了。

"这种情况确实比较少见，除非……"

"他被殴打了？"小张试探性地问，"家庭暴力？"

老杨立马打断他的话："这怎么可能啊？"在急诊科工作久了，他什么人都见过，真的有病，假的有病，真的孝顺，假的孝顺……他慧眼如炬。"头上只有一个包，身上没有任何伤痕。"

可能情况是先出血，再摔倒，摔倒的时候手撑了一下地，没撑住，结果摔到头，手也骨折了。

医生抽丝剥茧，仿佛警察还原犯罪现场一样。

"这样的广泛出血，还有一个重要因素可别忘了，那就是凝血功能障碍。"

"以前还得过什么病？"我问家属。

"高血压、房颤，心脏3年前放过支架，在吃药。"儿媳妇一边说，一边从包里掏出几个压扁的药盒。"就是这些药，我们都带来了。"

一个药盒上面赫然写着"阿司匹林"。阿司匹林已应用百年，是医药史上的三大经典药物之一，至今它仍是世界上应用最广泛的解热、镇痛和抗炎药。它还有一个重要的作用是预防血栓形成。预防血栓，但同时带来一个问题，它会影响凝血。

"是啊，他最近刷牙经常口腔出血，我们一直当是口腔溃疡。"

每个人都受伤流血过，如果身上划了个小口子，很快就会出血。人体是会自我保护的，为了防止失血过多，血液会在出血部位慢慢凝固，形成血栓，阻止出血。当出血止住后，身体会慢慢地再把这个血栓溶解掉，让血管里的血液重新流动。

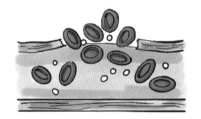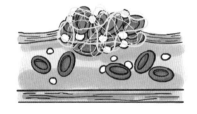

凝血系统和纤溶系统，相互矛盾又保持平衡

产生血栓的机制叫作"凝血系统"，清除血栓的机制叫作"纤溶系统"。这两个系统是动态平衡的，保证血液既不会凝固，也不会出血过多。因为患者的心脏放过支架，支架上容易长血栓，

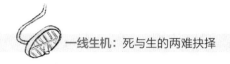

他必须长期吃阿司匹林等药物来预防血栓形成。但是阿司匹林会让凝血系统和纤溶系统之间的平衡变得脆弱，人体一旦出血，就容易变得一发不可收拾。

两边都是万丈深渊

眼看着老人出血越来越多，手术难以避免。

"两边都要做吗？"小张问道。

但是先做哪一边呢？摔伤出血在右侧硬脑膜下，没有进入大脑，手术比较好操作。左侧脑内的出血点很深，而且出血量大，已经超过了40毫升，具备明确的手术指征。两个都做，还是先做一个？如果先做左侧，大脑的压力减轻之后，右侧的出血可能会增多。如果两侧都做，相当于两个手术，老人能承受得住吗？他还在吃抗凝药，手术中的止血可能会比别人更加困难。我见过那种打开颅骨大脑四处渗血的情景，眼看着患者血压往下掉，却无从下手，无能为力。

不只如此，停用了抗凝药，患者还有心脏支架上发生血栓的风险。他平时用的止血药物会引起血栓，现在肯定也不能用。大脑风险和心脏风险，前有狼后有虎，两者不能兼顾。无论是哪边发生意外情况，都会功亏一篑。

外科医生总是先想到最坏的情况，看似心如止水，其实汹涌澎湃。在犹豫中，我拨通了主任的电话。

"先开左侧，复查CT。如果没有增多，右侧先不做。"主任的两句话，给我吃了一颗定心丸。在每个医生的心中，老师都仿佛定海神针一般存在。

主任补充道："记得，先拿血。"

下一步就是获得家属的支持和理解，虽然总体目标相同，都是为了患者好。但医生和患者家属之间的信息差巨大，需要向家属解释清楚，明确这场战役的目的。

"手术是一定要做的，但是这次手术和别人的不太一样，有两个大问题。第一是可能要做两次手术，第二是要停用阿司匹林。这样的话无论手术中，还是术后，风险都会更高。患者出血部分的脑组织已经坏死，即便一切顺利，他的右侧手脚也可

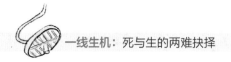

能会偏瘫。"

"医生，我们可以理解。我父亲这么大的年纪，我们心中有数，任何风险我们都能承受。但请你们一定要尽力！"

老师的点拨，家属的支持，让我有了底气。

万事俱备，只欠东风

手术安排在凌晨2点。来到手术室，麻醉医生严阵以待。万事俱备，只欠东风。这东风，便是麻醉师的配合，他要保证术中的血压平稳。老人血管破裂的直接原因，应该是在洗澡的过程中，他的血压波动过大，冲破了本身就不太通畅的血管。

"那把血压降低一点？"规培医生小张问道。

"手术中的血压千万不能太高，否则不仅出血难以控制，其他血管也可能破掉，给患者致命一击。但是血压也不能太低，大脑没有足够的血液供应，会缺血、坏死。这种亏，我们吃过，看着手术很顺利，没怎么出血，但下台以后全脑缺血，水肿严重。"

控制好血压和麻醉深度，是对麻醉师技术和耐心的挑战。

无论对手多么强大，当真正的战斗打响，还是得一步一步地奋勇杀敌。一旦手术开始，我的所有疑虑和紧张都已经抛在脑后。这位患者手术中的出血的确比一般患者多，但是还在掌控之中。手术后我们立刻对他进行了CT检查，好消息是右侧的硬膜下出血没有增多。

"太好了！终于可以睡觉了！"规培医生小张已经哈欠连连。

天已经蒙蒙亮。经过一晚上的战斗，我也筋疲力尽，却难以入睡。虽然手术结束了，但是治疗远没有结束。虽然暂时成功，但下次是否还能这么顺利？先处理脑出血，还是处理摔伤？用抗凝药，还是用止血药？血压高一点，还是低一点？前有狼后有虎的独木桥，医生总要牵着患者的手一起过，每一步都如履薄冰，因为下方就是万丈深渊。

手术后的第3天早上，患者已经醒来，但是很遗憾，他的右侧手脚力量比左侧差得多，说话也不流畅。经过心血管内科的评估，暂时改用肝素抗凝。在惊心动魄之后，患者算是闯过了鬼门关，但是后面还有很长的康复之路要走。

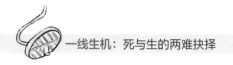

客观地说，患者的血管条件并不乐观，像是一栋废弃楼房里锈迹斑斑的水管，又像是充满泥沙沉积的河道。这些水管要么堵塞，要么破裂。无论外科医生的技术多么高超，也仅仅能收拾残局。

薄世宁老师在《医学通识讲义》中举过一个例子。20世纪90年代，北京最拥堵的地方是西直门桥。于是，交通部门经过4年的规划，花了2亿元修了一座新桥。拥堵暂时得到了缓解，但是2年之后，这座桥重新成了"停车场"。

同理，即便体检发现血管硬化和狭窄，放入支架也只是治标不治本。

近年来泛血管疾病的概念被更多人接受，这个理论认为人体的血管是一体的，一荣俱荣，一损俱损，而不只是心或脑的问题。

预防才是关键。

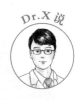

目前已知可以引起动脉粥样硬化的高危因素如下。

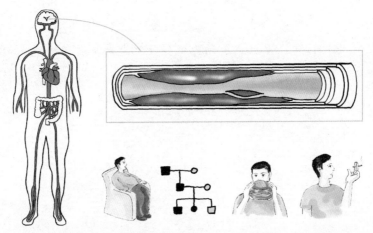

动脉粥样硬化的致病因素包括：高血压、高血脂、遗传、肥胖、吸烟等

1. 高血压：高血压患者的动脉粥样硬化发病率明显升
   高。高血压和动脉粥样硬化互为因果，二者常同时
   存在。

2. 高血脂：高胆固醇血症是动脉粥样硬化的致病性
   因素。

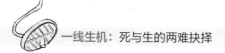

3. 吸烟：吸烟明显增加动脉粥样硬化的发病率，且与每日吸烟数量成正比。

4. 糖尿病：糖尿病患者动脉粥样硬化的发病率较非糖尿病者高2倍。

5. 肥胖：中心性肥胖者、体重在短时间内迅速增加者更易患本病。

6. 遗传：家族中有动脉粥样硬化患者，近亲的发病率明显增加。

13

他还能醒来吗？

他就躺在那里，看得见摸得着，可是他的灵魂不知道去了哪儿。所有的倾诉毫无回应，仿佛在向一个深渊投石子，没有回响，只有无边的黑暗。

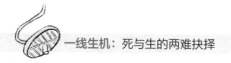

一间病房，两个家庭

　　34岁的强哥身材魁梧，他被送到医院的时候已经昏迷不醒。他的妻子手足无措，怀里抱着刚学会走路的孩子。孩子很好奇，努力想要从妈妈的怀里挣脱出来。

　　一看片子，典型的高血压脑出血伴脑疝。但是，这样的脑出血和强哥的年纪太不匹配——34岁，太年轻了。

　　"有高血压吗？"这是第一个需要了解的问题。

　　"有啊！开了药，但他只在头疼的时候吃一粒！"妻子很生气，埋怨着已经昏迷不醒的丈夫。"他每天还喝酒！"

　　"别的话就不多说了，赶紧手术。他还有没有其他亲属？"

　　"没有了，他的父母去世得早。我来签字。"

　　手术结束，命保住了，但小伙子依然昏迷不醒。妻子带着孩子陪在床旁,一边照顾孩子,一边照顾丈夫,平时很少和人交流,做起事来很麻利,很少需要别人的帮助。

在强哥的隔壁床,是一个17岁的小伙子阿武,他从工地的脚手架上摔下来,大脑严重受伤。虽然经过手术保住了命,但大脑受伤让他持续地去皮质强直,现在已经一个月了,他整个人像紧绷着的弹簧,必须靠大量安定才能全身放松,平静地躺在病床上。

阿武还有一个患有先天性心脏病的哥哥阿文,生活基本能自理,但不能干重活。阿武的身体很健康,也很懂事,可惜他没怎么上学,16岁就去工地打工贴补家用。去年,他们的母亲得了乳腺癌,上个月刚做了手术。阿武和他家庭的遭遇让全科的护士唏嘘不已,无论打针抽血,还是翻身吸痰,只要有机会护士都会特别照顾一下。

和强哥一家比,我不知道哪个家庭更加不幸。

"医生,他什么时候能醒过来?"阿武父亲每天都要问一次。

我每次都不得不重申,孩子目前的状况很棘手,醒来的希望并不大。

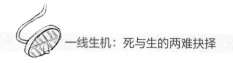

"我能怎么办呢？孩子太年轻了！"父亲解释了他反复询问的理由，语气平淡又无奈，但却像一把尖刀，刺破残酷的现实。这时候，我不敢看阿武父亲的眼睛。

"昨天我跟他说小时候的事情，他流眼泪了。"阿武的母亲追问道："这是不是代表有希望了？"

"多一些言语刺激可能会有帮助。"不过，很多患者流泪更多是本能反应，不代表他们真的听懂了。

"那我放收音机给他听？我拿照片给他看？"

每次走进这间病房，我的心情都很忐忑，既不想给患者家属过高的期望，又不想让他们伤心。

今天是阿武的18岁生日，也是他成年的第一天。他一定没想到这一天是在医院的病床上以这样的形式度过的。哥哥买了大蛋糕，把弟弟扶起来，全家人一起吹蜡烛，笑中带泪。哥哥很热情地把蛋糕分给护士，还有周围病床的家属，同是天涯沦落人，大家都迫切需要一点温暖。阿武爸爸蹲在走廊上，大滴的眼泪顺着眼角流下，混合着奶油蛋糕，大口地吞下。

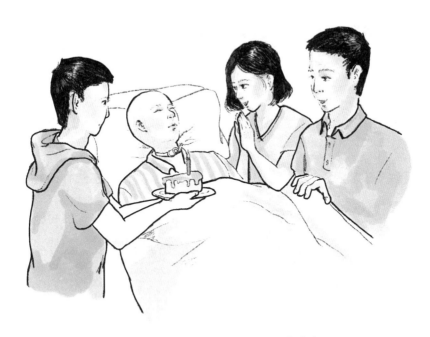

病房里的点滴小事，常常让人无比感动

冰火两重天

我国每年新增"植物人"7万～10万人，然而只有少数人可以被"奇迹"眷顾，没有醒来的占大多数。

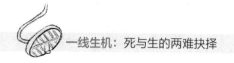

在我看来，强哥和阿武的状态是不一样的。阿武的状态，专业的说法叫作"持续性植物状态"，就是大脑的基本功能存在，但是高级功能已经缺失了。人体像植物一样，可以有自主的心跳、呼吸，可以维持体温、血压，可以进行吞咽，甚至也可以做到白天睁眼四处张望，晚上闭眼睡觉。但是这都只是基础功能，就像植物在白天舒展枝叶，迎接阳光，而晚上会相对蜷缩起来，少受风寒。阿武妈妈所说的"听到话后流眼泪"，并不代表他能听懂妈妈的话。

而强哥的状态要稍好一些，叫作"微意识状态"，也就是他有非常微小的自我意识。微意识状态和持续性植物状态之间存在明显的差异，它很可能代表意识状态开始恢复。这两天，强哥的眼睛已经可以随着妻子的走来走去而转动了，而且每次翻身不舒服的时候，他会表现烦躁，甚至弓起身子跟妻子对抗，还总是想拔掉自己的尿管。

后来，他空洞的眼睛里出现了一些光亮，看东西的时候似乎可以聚焦了。有一次查房，我大声地跟他说"握个手"，他的手居然抬了起来。

妻子面露喜色，轻轻地握住了丈夫的手。隔壁床阿武的母亲高兴地拍起了手，阿武的父亲看着自己的孩子，一言不发。

植物人清醒是有时间窗口的。研究表明，创伤后保持植物状态12个月就几乎不可能醒来，非创伤性植物状态3个月后醒来的也极其罕见，不能醒来的会被定义为"永久性植物状态"。越往后拖，希望越渺茫。

恢复意识本身也是一个漫长的过程。影视剧中，昏迷患者突然苏醒，下床就走，张口说话，甚至是突然说出重要的案件线索，这在现实中几乎不可能发生。恢复的过程也并非一帆风顺，很多患者仅停留在微意识状态的某个阶段，如知道饥饱，喂饭能吃，盯着电视能看上半天，但是仅此而已。

强哥的恢复让人欣喜。虽然他经常烦躁、生气，让妻子叫苦不迭，但是他慢慢地可以开口说话了，总体向好。阿武却丝毫没有起色。

一个病房里，冰火两重天。

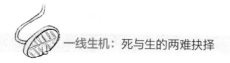

植物人的生活

神经外科医生能做的很有限，在手术之后，几乎就难以提供实质性的帮助了。能否恢复，除了看当时的脑损伤程度，剩下的似乎就得看老天是否眷顾。

患者如果醒不来，对于自己和家庭来说都意味着崩塌。他们不得不把自己未来的生活状态，寄托在家人的责任心和随时可能耗尽的爱上。

长期昏迷患者吃的东西和家人是一样的，家人吃什么菜，他也可以吃什么菜，只是被打成了糊。无法控制排尿的，膀胱满了就会溢出，如果用尿不湿，需要换的比婴儿还要勤，否则皮肤泡在尿里，容易发生溃烂。

排便的问题更麻烦。因为长期卧床，进食流质，大便干结难解，患者肚子胀又无法表达，直到血压升高、心跳加快、烦躁不安时才被发现。患者不得不长期使用通便药物,如果1～2天没有排便,还需要用开塞露来刺激。

除此之外,更重要的是预防压疮。这类患者的重量集中在身体与床接触的部位,没多久就会溃烂。即便如此,患者也不会叫疼,被压住、夹住、磨破都没有感觉。最好1～2小时翻一次身,而且动作要轻柔。

理论上讲,只要护理得当,不出现并发症,患者可以长期生存。但是,通常患者昏迷1年后,即使意识恢复,肌肉萎缩和骨骼变脆也难以逆转,常常会变成一个有意识的"废人"。对于家属来说,目睹这一过程,并且参与其中,是无比残酷的。心理、身体和经济三重压力让家属喘不过气。许多患者因为家属的筋疲力尽,护理质量下降,最后死于营养不良或并发症。

治疗告一段落,强哥和阿武两个人的生命体征平稳,都等到了出院的时刻。

强哥的妻子看到了曙光,她暂时关闭了拉面店,带着爱人返回老家休养。我相信,他们未来还有希望把小店开起来。而阿武的家庭却愁云惨雾。目前针对植物人出现了促醒手术,但费用不菲,而且效果无法保障。走之前,阿武的父亲告诉我:"想去北

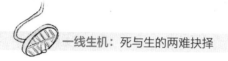

京试试，毕竟孩子太年轻了。"

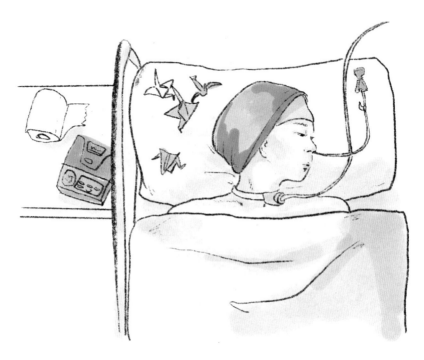

植物人的生存质量主要取决于家属的照护

昏迷促醒也是现代医学研究的一大焦点，虽然成功的概率并不高，但是依然有很多努力的方向。首先是外界刺激，多和患者说话，让患者听音乐、听广播。还可以利用人类大脑的可塑性优势。有些大脑区域看上去没有作用，但是蕴含潜能，通过刺激唤醒曾经"休眠"的一部分大脑区域，让它发挥新的功能，代偿身体失去的部分功能，这也是一种有潜力的研究方向。

　　手术治疗也有两种方式：一种是脑深部电刺激疗法，一种是脊髓电刺激疗法。这两种方式都是对患者的唤醒系统施加持续电刺激，增强患者大脑的生理电活动，改善脑代谢功能，最终达到维持意识清醒水平的目标。

　　很遗憾，这种手术目前并没有确定的效果，只能作为最后尝试。但是，抓紧最后的希望，也许就是生存的意义吧。

14

命运暗中标价

根据世界卫生组织（WHO）的定义，罕见病指的是患病人数占总人口0.65‰~1‰的疾病。也就是说，发病率在千分之一以内的疾病就算是罕见病了。在中国，发病率再低的罕见病，数目也非常惊人。哪怕是千分之一的发病率，乘以中国的14亿人口，也有140万的罕见病患者。许多罕见病难被大众理解，患者不得不躲在阴暗的角落，承受着外界的漠视和嫌弃。

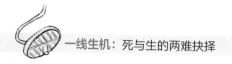

未老先衰

病房里来了一位老人，头发遮住了半边脸，脸上有皮赘，皮肤松弛、有褶皱。她的姿势也很怪异，像是斜靠又像是蜷缩在床上。患者侠姐，真实年龄只有44岁，但是她的体态，像一个饱经风霜的老人。

陪她看病的是女儿和准女婿。女儿身材高挑，面容姣好，和母亲对比鲜明。准女婿身材强壮，穿着黑色的紧身T恤跑前跑后，对未来丈母娘的疾病似乎一无所知。

我仔细地检查了这位44岁的"老人"。侠姐有严重的脊柱侧弯、脊髓空洞、寰枢椎畸形。脊柱的严重弯曲让她无法平躺，她只能长期以蜷缩的姿势"窝"在床上。据她自己说，脊柱侧弯从十几岁就开始了，越来越严重，现在的她像一株盘根老树，但还能勉强生活自理。这次患者来看病是因为腰疼和双腿无力，她无法行走了。基层医院处理不了，她不得已才在女儿和准女婿的帮助下，来到了省城的大医院。

"师兄，你来看看。"刚刚迈入临床一线的研究生小王表情惊恐，又强装淡定，"37床患者的身上！"

拉开患者的衣袖，我一眼看到患者皮肤上的"牛奶咖啡斑"，诊断更加明确了——患者患有神经纤维瘤病。

在我们神经科，这类患者让护士和病友害怕。因为他们全身长满了大大小小的瘤子，密集得让人起鸡皮疙瘩。他们夏天还要穿着厚厚的衣服，用帽子遮住自己的脸，几乎不愿意说话，吃饭的时候躲在角落里。

不死的癌症

"不能切掉吗？"小王急切地问。

野火烧不尽，春风吹又生。见多了这样的患者，就不得不接

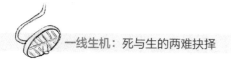

受这样的无奈。

因为如此，这个病又被称为"不死的癌症"。患者缺失了染色体17q11.2基因，这是一个抑制细胞增殖的基因，缺少这个基因，会让身体的神经纤维细胞不受控制地增生。简单来说，就是患者的全身上下，只要有神经的地方，就会不断地长出大大小小的瘤子。神经越密集的地方长得越多，脚底神经分布少，就会少一些。全身的瘤子成千上万，数不过来，也切不干净。外貌"恐怖"，让患者的社交"崩塌"，不仅和陌生人交流艰难，没有朋友，就连家人也避之不及。目前没有有效的治疗方法。

"不死"说的是"不致命"。这些数不清的瘤子是良性的，虽然它们会不停生长，但不像真正的癌症那样容易侵袭其他组织。对于患者来说，仅影响外貌，不影响正常寿命。当然，如果瘤子长到脊髓的神经上，会引起瘫痪；长到大脑的听觉神经上，会引起听力障碍。但是，这些问题只会加重患者的痛苦，不会直接致死。

这是一种罕见病，但是对我们科来说并不罕见。

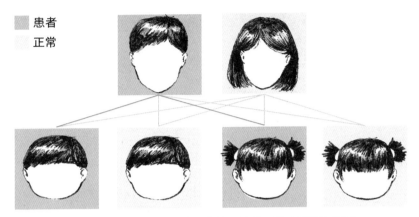

常染色体显性遗传，患者子女皆可遗传，发病概率为50%

　　庆幸的是，不是所有患者都有皮肤表现。曾经有一位40多岁的中年男性患者，他每次都是自己一个人来做手术——他的皮肤上没有小瘤子，所有小瘤子都只长在脊髓神经里。每过几年，当他感觉手脚无力或疼痛，就知道瘤子又长出来了。他的颈椎、胸椎、腰椎，几乎每一节我们都打开过。

　　脊髓手术的风险很高，但是他选择相信医生。用他自己的话说："相信医生，如果这一次真的瘫痪，我以后就不用来了。"

　　他拿起笔，轻车熟路地写下"已知手术风险，同意手术"这10个字，就像上班签到那样平常。

　　很幸运，他做了5次手术，没有出现任何并发症。他每次来

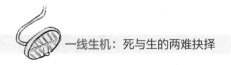

都是在夏天，做完手术，休息2个月，然后恢复正常的生活。如果不露出背部的手术瘢痕，没有人知道他经历了什么。

手术前，侠姐和女儿都很平静。问到侠姐的丈夫，她女儿说很久以前就不知所踪了。无法想象，这位坚强的女性，在这样的身体状况下，独自一人抚养女儿付出了多少艰辛。

从住院以来，侠姐很少说话，每天就是蜷缩在床上。只有在我跟她谈到手术的风险时，她可能嫌我说得太细致了，第一次开口说了一句话："只要暂时不疼就可以了。"她不是不紧张，而是她似乎已经习惯了折磨，对生活并没有太高的期待。

瘤子切不干净，对于有强迫症的外科医生来说是很痛苦的！有的时候纤维瘤和神经长在一起，交错混杂，也很难切干净。但是经验告诉我们，不能强求多切和全切，只要可以让患者缓解疼痛，避免瘫痪，就是医生给患者提供的最大帮助。

手术时，患者身上铺着绿色的手术洞巾，只露出切口，感觉和一般人无异。

但是缝合伤口的时候，小王还是打了退堂鼓："哎呀，这个我不行。我先下了。"

密集恐惧容易克服，但是在缝合皮肤的时候，全身的瘤子让我无法下针，只能用剪刀把伤口周围的几十个甚至上百个小瘤子除掉，让皮肤平滑一点才可以缝合。但是到拆线的时候，瘤子又会爬满伤口周围，把缝线包住。

暗中标价的馈赠

手术很顺利，至少侠姐的疼痛明显缓解了，她自己很满意，露出了久违的笑容，虽然我们真的无法把她的现状和"满意"联系起来。

出院前，侠姐告诉我，身上的瘤子一开始没多少，是从生孩子之后开始变多的。

这就是这个疾病的特点，女性多见，怀孕会让病情加重。

其实神经纤维瘤病并非绝症，有些人会静止在某个阶段不发展，很多女性年轻的时候不了解，在怀孕生孩子之后暴发疾病，病情加重。更可怕的是，疾病的种子可能会在子女的身上继续生根发芽。

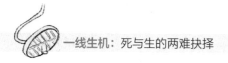

如果时光能倒流20年，我一定会建议侠姐不要怀孕了；而且如果她在脊柱还没有弯曲得这么厉害的时候，做一个矫正手术，也许她的生活质量会好很多。

但人生没有绝对正确的选择。患病女性怀孕、哺乳的确需要谨慎考虑后果，但对侠姐来说，如果没有这个女儿，她现在的情况会如何呢？至少现在，年轻的女儿是患者唯一的依靠，女婿也是一个踏实肯干的小伙子。

用暴发的疾病，"换"了一个孝顺的女儿。也许命运馈赠的礼物，早已在暗中标明了价格。

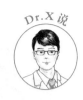

Dr.X 说

　　其实神经纤维瘤病的发病率并不高，大约3000人中会有1个，但在中国有十万级的患者数量，还是非常庞大的。如果仅仅是出现了牛奶咖啡斑或虹膜错构瘤，患者想要明确诊断，可以去做一个基因检测。

　　过去我们对于这种疾病的认识不深，如果你去皮肤科看皮肤上的咖啡斑和雀斑，医生可能会告诉你不用管；如果你在不同的地方长了两个神经纤维瘤，医生也可能会告诉你是巧合。但是现在，更多的医生了解了这种疾病：皮肤的变化，往往隐藏着下方神经的疾患。如果身体上长了超过两个纤维瘤，属于基因疾病，可不是碰巧长出来的。

　　好消息是，大部分患者出生的时候身上并没有这么多瘤子，他们和正常孩子差不多。随着年龄的增加，他们的皮肤开始出现一些变化。最常见的叫作"牛奶咖啡斑"，腋窝处有雀斑样色素沉着，或者直接长出了一些小瘤子。眼睛上也可能出现变化——虹膜错构瘤，也叫"Lisch结节"。

　　人的一生，要发生许多生理变化，体内的激素水平和基因表达在不停地发生变化。而任何一种变化都有可能让

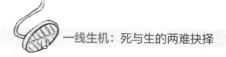

病情难以控制。发育、妊娠、绝经、精神刺激均可使之加重，瘤子变得越来越多，而且会长很大，甚至几斤、几十斤，患者痛苦万分！

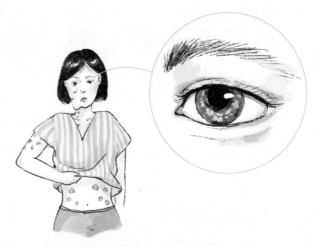

患者皮肤上的牛奶咖啡斑、纤维瘤和眼睛上的斑点（Lisch结节）是该病的特征表现

目前针对这种疾病，国际上开展的药物二期和三期临床试验已经有几十种。Selumetinib（司美替尼）是一种口服、强效、选择性MEK1/2激酶抑制剂，目前已在国内上市。

15

二次生命，相互成全

很遗憾，太多疾病目前无药可治，有些会让人快速死亡，有些则虽然进展缓慢，但无法治疗。我们不知道何时才能迎来医学突破——是仅剩一层窗户纸，只要捅破，就会出现曙光；还是遥遥无期，我们连边都没有摸到。太多人在绝望的等待中度过了余生，甚至有人选择冷冻大脑，期待未来有一天能起死回生。

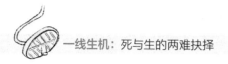

你给的第二次生命

　　医院里有个特殊的群体，叫作"帕友"。这可不是对手帕情有独钟的玩家，而是共同面对帕金森病的战友。帕金森病是一种慢性病，许多病友都是患病10年以上的老伙计。他们彼此鼓励，相互帮助。每次的帕友活动，老马都会第一个到场。

　　病友会的开场，是一段帕金森病患者的视频。一个穿着病号服的中年男人，四肢剧烈抖动，必须靠两个人搀扶才能勉强站起来。当他想要迈步的时候，双腿抖动得更加厉害，好不容易迈出一条腿，就控制不住自己的身体，向前冲去，要不是有两个人架着他的手臂，马上就会摔倒。吃饭时，勺子里的米饭在送到嘴巴之前已经全撒了。他的表情僵硬，眼神浑浊，看不出高兴也看不出失落，像一架锈迹斑斑的机器。

　　许多患者和家属面面相觑，这就是他们将要面对，或者正在面对的生活。

"老马，麻烦上来一下。"主任暂停了视频。

身穿军绿色短袖的老马从会议室的最后一排站起来，三步并两步走过来。他身姿矫健，面露笑容。

"要不，活动一下给大家看看？"

"好的。"老马自己喊着口号，铿锵有力地打了一套军体拳。

这是视频上的那个人吗？会议室里一片骚动，紧接着爆发出雷鸣般的掌声。

"说两句？"主任又说道。

老马接过话筒，字字铿锵有力。

"首先我要感谢主任，他给了我第二次生命……"

快速发展的帕金森病

下面就来说说老马的故事。老马是位退伍军人，转业后在机

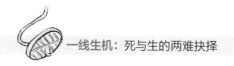

关工作。叫他老马，其实他并不老，发病的时候只有48岁，来就诊的时候也才52岁，但是按他当时的走路姿势和面容，确实已经可以用"老"来形容了。

现在的老马60多岁，精气神比起当时要好得多。

老马来看病是因为他吃饭的时候手抖，夹不到菜了。在住院仔细检查的时候，更多的蛛丝马迹显现出来。

帕金森病的症状其实不难发现，临床上主要表现为静止性震颤、运动迟缓、肌强直和姿势步态障碍，这几个症状老马都有。

震颤是70%患者的首发症状，老马经常抱怨："我的一只手经常抖动，越是放着不动越抖得厉害，干活拿东西的时候反倒不抖了，睡着了也不抖。"

运动迟缓，老马提道："最近右手不得劲，不如以前利落，打鸡蛋的时候不听使唤。走路的时候觉得双腿发沉。"

肌强直也有，他说："起身刚要走路时常要停顿几秒才能走得起来，有时候走着走着突然就迈不开步了，尤其是在转弯或看见前面有东西挡路的时候。"

除此之外，其他病友症状各异，有的情绪低落、总是焦虑；

有的疲乏无力，睡眠差；有的记忆力衰退，反应变慢。

排除了神经系统的其他疾病之后，老马被诊断为帕金森病。

帕金森病使用药物治疗，最常见的药物是左旋多巴。从小剂量开始逐渐加量，延缓进程。刚开始吃药的时候，老马的效果很好，他一度感觉找回了自己的生活，重回工作岗位。但是后来，他慢慢地感觉药物不起作用了，手脚再次变得不听使唤。对于一个骄傲的退伍军人来说，他非常绝望。他要求医生加大药量，但是依然找不回曾经的自己，他变得失魂落魄。

在这里必须说，老马是属于快速进展的类型，更多的患者可以通过药物维持10年、20年，他只维持了3年。

老马无法上班，甚至连生活都无法自理，从家庭的主要经济支柱变成家庭的沉重负担。那段时间老马每天郁郁寡欢，甚至想过死亡。

如果他发病早10年，这样的病情确实已经无路可走。但是现在帕金森病的手术治疗已经成熟，老马来院就诊，经过检查，他符合手术的条件。

手术是指脑深部电刺激（DBS）。这种手术利用一个类似于

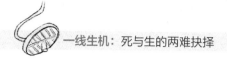

心脏起搏器的装置，向精确定位的脑深部核团输送电刺激，以此来使控制运动功能的脑回路恢复正常。患者症状不同，刺激的靶点也不同，以震颤为主的患者多选取丘脑腹中间核，以强直为主的多选取苍白球腹后部作为靶点。这是近几十年来，神经外科发展的革命性技术。

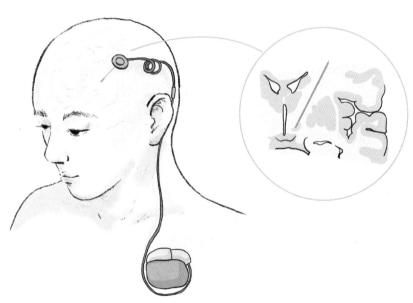

深部电刺激手术，需要把电极准确地放置在大脑的特定位置上

医患之间的相互成全

老马是我们医院第一例进行深部电刺激手术的患者，也是效果最显著的患者。那时候，主任年轻气盛，但是面对这种新的手术方式也不免压力巨大。

第一，当时对于手术治疗帕金森病，学界还没有普遍认知，也有部分保守意见觉得手术没用。

第二，第一例手术一旦出现意外，以后再想开展难度就会更大，主任自己的职业生涯也可能受到影响。

第三，手术植入大脑刺激器的费用比较高，如果效果不好，十几万元钱就打了水漂。

更重要的是，所有的同事和患者都期待着见证奇迹，这些期待也变成了巨大的压力。

手术顺利，但是揭晓手术效果的时间是2周以后——真正打

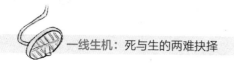

开刺激器的那一刻。

到了那一天，主任没有通知其他医生和护士。那是一个普通的傍晚，主任、老马和他的儿子小马，3个人坐在办公室里，一起面对这个重要时刻。

打开刺激器，调整了刺激参数，突然，老马的手停止了剧烈抖动，变得自如起来。

"握拳，放松，握拳，举起来。"主任不停地给出一些动作命令。

看到父亲能做出这些动作，小马热泪盈眶。老马、主任的眼眶也都湿润了，他们紧紧地抱在一起。

从此以后，这项技术在神经外科常规开展，造福了一个又一个像老马这样的患者，也挽救了一个又一个濒临崩溃的家庭。

每次的帕友聚会，老马不请自来。他经常挂在嘴上的一句话是："感谢主任给了我第二次生命。"但是主任却说："是你给了其他患者巨大的信心！"

其实，这就是医生和患者的相互成全，也是千千万万立志从医的年轻人，他们心中的梦想时刻吧。

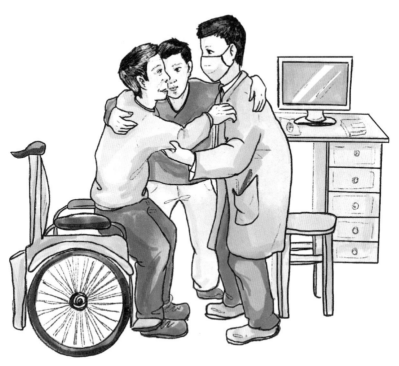

医生和患者常常是相互成全的关系

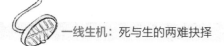

Dr.X 说

　　但是，DBS手术也并非一劳永逸，它只能缓解症状，并不能逆转帕金森病的病情。患者需要经常复查，调整参数。此外，并不是所有患者都适合手术，术前需要进行综合评估。帕金森病治疗的原则是不求把疾病治好（目前也无法做到），只求能长期控制疾病的发展，让患者回归正常的社会生活即可。

　　帕金森病，关键在于诊断。早期诊断，早期发现，会给治疗创造更好的条件。它的起病非常隐匿，很多人发现的时候生活质量已经严重下降，治疗效果也不佳。

　　在这里有一些早期判断帕金森病的方法。

　　9个小问题，超过3个符合症状，则需就医。

1. 你从椅子上起立有困难吗？

2. 你写的字和以前相比是不是变小了？

3. 有没有人说你的声音和以前相比变小了？

4. 你走路易跌倒吗？

5. 你的脚是不是有时突然像粘在地上一样抬不起来？

6. 你的面部表情是不是没有以前那么丰富了？

7. 你的胳膊或腿颤抖吗？

8. 你自己系扣子困难吗？

9. 你走路时是不是拖着脚走小步？

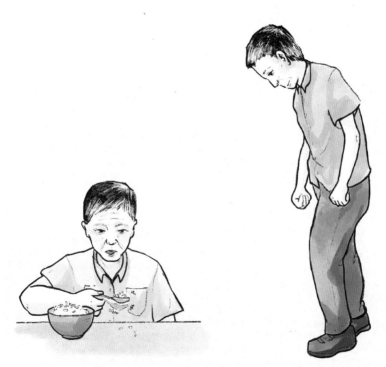

震颤、肌强直和运动迟缓是帕金森病的早期表现

16

有了记忆，才有未来

只有通过层层筛选，才能成为一名合格的医生。记忆力好是成为医生，特别是神经外科医生最重要的素质。从高考、考研、考博，到获得执业医师资格进行规范化培训，摞起来的课本比自己的个子还要高，再翻开神经外科的专业书籍，里面遍布各种术语，如果没有好的记忆力，这些文字就如同天书。我们拼命记住知识，想要更好地救助患者，但很遗憾，我们的一些患者，却在不断流失记忆，再怎么用力也抓不住。

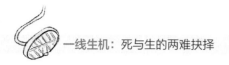

现女友变前女友

夜里科室来了一个小伙子，他头上的血迹已经结痂，脸和手臂都青紫红肿，用"鼻青脸肿"来形容真是十分贴切。

在病房看到他时，他的神志清楚，但是表情有些木讷，一直不停地翻看手机。他一边看一边问旁边的同事："张月是谁？是我的女朋友？"

同事告诉他："不，这是你的前女友。"

"我们分手了？"伤者瞪大眼睛。

"医生，他怎么了？他什么都不记得了。"他的同事看着我，紧张地问："他连自己最近买了车都不知道了。我们明天要去云南谈项目他也不记得，跟女朋友分手也不记得！他这是怎么了？"

在回答这个问题之前，我得先检查一下伤者。

"你叫什么名字？"

"王波。"

"你是做什么的？"

"卖葡萄酒的。"

"他们是你的什么人？"

"是我的合作伙伴。"

"你现在在哪里？"

"在医院。"

问题回答得很准确。

"你是怎么受伤的？"

"不记得了……"

"当时昏过去了吗？"

"嗯……感觉醒了就在路边了。"

"我分手了？怎么分手的？"王波突然开始追问同事。

"你赶快想起来吧，明天还有一个重要的客户啊。"同事嘟嚷着。

询问得知，小伙子骑共享单车被出租车撞飞，人在空中翻了几圈，昏迷了10分钟才醒过来。

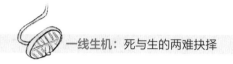

"万幸大脑里只有非常少的出血，暂时不需要手术，但是脑震荡一定是有的，明天的飞机恐怕是要错过了。"

"他最近几个月发生的事情几乎都不记得了，这怎么办呀？"同事还在纠结。

"现在说这个有点早，他现在还没有度过危险期，今天晚上比较关键。明天还要复查CT，如果出血增多，不排除需要手术。"

处理好他头上、脸上的伤口之后，我们嘱咐伤者好好休息。

记忆丢了就找不到

过了一会儿，实习生小刘跑过来，脸上有点八卦的神色。

"他一直不休息，就在看手机，说想不起女朋友了！我看他都哭了。"

"他和女朋友之间的感情肯定很深。"当班护士赵姐忍不住插话。

"要不是鼻青脸肿，小伙子应该挺帅的！"

"这有点像电影的桥段啊！"遇到八卦，小刘和赵姐叽叽喳喳地聊到了一起。

这一幕不仅是电影里的桥段，在神经外科也并不少见。这一症状的学名叫作"逆行性遗忘"。

记忆就像大脑里的书，每一本都记录着当时发生的事件。地震之后，有些书架倒了，书本散落一地。回忆的时候，只能从混乱中捡起散落的书，虽然这些记忆没有完全损坏，但是它的位置和周围的信息变得混乱。很久以前发生的事情，会变成最近发生的；最近发生的，会变成很久以前的事。

这种感觉一般人也可以体会到，就是服用催眠药物或饮酒之后的"断片"！

"你断片过吗？"我调侃着问小刘。

"没，我可不喝酒。"

"他还能恢复记忆吗？他会不会永远不记得自己的女朋友了？"小刘追问。

"他没有忘记女朋友，只是忘记了一些事。有些失去的记忆难以恢复，但有些也是可以的，电影来源于生活，失忆之后又重

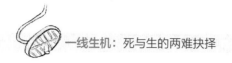

新相爱，这种情况真实存在。"

"但是，具体能想起多少，那就要看他大脑里的'图书管理员'状态如何了！"

大脑中的"图书管理员"叫作"海马体"。它的主要作用是暂存信息，当人们接触到一些信息后，便将这些信息存储于海马体中，然后大脑会定期检查这些信息有没有被再次使用。如果在某一个时期内这些信息被连续多次使用，那么便判定信息是有用的，海马体便把信息转存起来，放进书架永久保存。

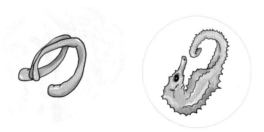

海马体因为形似海马而得名

在巨大的大脑图书馆里，有的人失去了把图书分门别类摆好的能力。每产生一段新的记忆，只能胡乱地堆放在地上，然后像垃圾一样被定期清扫掉。

这种情况也发生在阿尔茨海默病患者身上。早饭吃了什么？钥匙放哪了？煤气关没关？他们有很多事情都记不住了。

"对，比如7床的老爷子，80岁了，还一直说要去工厂上班。"小刘插话说。

"你真的做到学以致用了！医学就需要这样的联想能力。阿尔茨海默病患者不仅难以产生新的记忆，过去的记忆也会变得模糊，比如不认识家人、朋友。有人形容这种病叫'大脑里的橡皮擦'。"

大脑里的橡皮擦

"真没办法，7床今天晚上又不睡觉了，在病房里走来走去，其他患者投诉了好几次。我真的拿他没办法了。"小刘嘟囔着。

7床就是一个患阿尔茨海默病的老爷子。他是个老干部，老伴已经离世，自己独居多年。这次他摔伤了头部，颅内有少量的

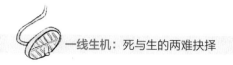

出血，并没有大碍，但是他的阿尔茨海默病已经发展到一定的程度，很难完全配合医院的治疗了。

老人家时而清醒，时而糊涂，有时能认识家人，有时谁也不认识，有时可以配合治疗，有时却非要自己下床。三个子女非常孝顺，都在病房尽心陪护他，但是又不敢强迫父亲上床睡觉，只能两个人在旁边搀着，一个人在前面保护。就这样，老人在深夜的病房里慢悠悠地走来走去。

"不要扶我，我能走！"老人突然呵斥道。

子女只能手拉手，围成一个圈，把老人保护在中间。说是子女，其实也都是60岁左右的老人了。

"爸，你早就不上班了，你已经退休了！"女儿有点不耐烦了。

"我父亲以前脾气就不好。不听劝！"女儿一边解释，一边给临近床位的患者和家属道歉。

"爸，你现在在医院。你的头受伤了，不能走了！"儿子呵斥道。

但是子女越大声，父亲似乎越坚持，而且变得越来越焦躁。

对于这种患者，临床上有三个办法：如果患者只是走一走，没有危险行为，一般可以慢慢地把他劝回床上休息。如果患者的行为有可能造成自己或他人受伤，那可能要用"约束带"，就是把他的手脚捆在床上，让他不得动弹（其实约束的效果不好，约束会增加患者的不安，导致其拼命对抗）。最后一种方法就是用镇静剂，但是长期使用镇静剂会有严重的副作用。

"那怎么办呢？"小刘问道，"难道永远这样吗？他的家人怎么受得了？"

"其实最好的办法是不要对抗，也不要试图讲道理。没有固定的解决方法，只能安慰和陪伴，保证患者的安全。"说到这里，我也很无奈。

阿尔茨海默病不仅造成记忆受损，患者的认知能力也会受损。他们不是在故意为难家人，而是在对抗自己失去的东西。人在一生中会失去很多东西，本能让我们紧紧地抓住剩下的那些，抵抗、否认或愤怒的反应也在意料之中。

"老爷子终于回去睡觉了！"没一会儿，小刘高兴地跑回来。

"怎么又愿意回去了？"

"赵姐让他回去睡觉，毕竟明天还要去工厂上班！老人家赶紧上床了。"小刘终于松了一口气。

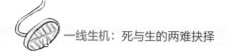

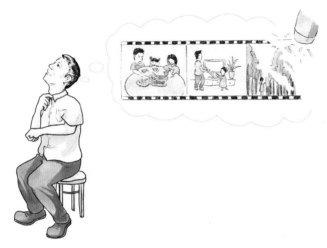

有人形容阿尔茨海默病是大脑里的橡皮擦，擦去了许多美好的记忆

对于患者的家庭来说，新的挑战又要开始了。再过几天，老人出院回家，他不能再独自生活了，那时候可能需要子女24小时照顾。时光流转，父亲已经不再伟岸，他们的家庭角色也不得不跟着变化。

小伙子是否还沉浸在自己和前女友的纠葛和羁绊中？老人家劳碌一生，脑海里的自己是否还是那个拼搏的少年？记忆让我们成为现在的自己，但是有许多大脑疾病正在侵蚀我们最珍贵的东西。没有对今天的记忆，没有对过去的理解，未来就失去了意义。

Dr.X说

　　判断认知障碍，目前最通用的方法是使用简易精神状态检查量表。该表简单易行，在国内外应用广泛，是阿尔茨海默病筛查的首选量表。该量表包括以下5个方面：定向力、记忆力、注意力和计算力、回忆能力、语言能力。如果你觉得家中老人出现了认知障碍，可以花3分钟时间，让他做一下这张量表。

　　共30项题目，每项回答正确得1分，回答错误或不知道得0分，量表总分范围为0～30分。测验成绩与文化水平密切相关，正常界值划分标准为：文盲>17分，小学>20分，初中及以上>24分。

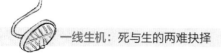

简易精神状态检查量表

项目		积分					
定向力 (10分)	1.今年是哪一年? 现在是什么季节? 现在是几月份? 今天是几号? 今天是星期几?						1 1 1 1 1	0 0 0 0 0
	2.你住在哪个省? 你住在哪个县(区)? 你住在哪个乡(街道)? 咱们现在在哪个医院? 咱们现在在第几层楼?						1 1 1 1 1	0 0 0 0 0
记忆力 (3分)	3.告诉你三种东西,我说完后,请你重复一遍并记住,待会儿还会问你(各1分,共3分)				3	2	1	0
注意力和计算力 (5分)	4. 100-7=? 连续减5次(93、86、79、72、65)。(各1分,共5分。若错了,但下一个答案正确,记一次错误)	5	4	3	2	1	0	
回忆能力 (3分)	5.现在请你说出我刚才让你记住的那些东西				3	2	1	0
语言能力 (9分)	6.命名能力 出示手表,问这个是什么东西? 出示钢笔,问这个是什么东西?						1 1	0 0
	7.复述能力 我现在说一句话,请跟我清楚地重复一遍(四十四只石狮子)						1	0
	8.阅读能力 请你念念这句话,并按意思去做(闭上你的眼睛)						1	0
	9.三步指令 我给你一张纸,请按我说的去做。现在开始:"用右手拿着这张纸,用两只手将它对折起来,放在你的左腿上。" (每个动作1分,共3分)				3	2	1	0
	10.书写能力 要求受试者自己写一句完整的话						1	0
	11.结构能力 (出示图案)请照上面的图案画下来!						1	0

得分:_____

17

脑子里，进水了？

我们似乎从未真正治好某种疾病。阑尾炎我们治不好，只能切掉阑尾；胆囊炎我们治不好，只能切掉胆囊；胃癌我们治不好，只能切掉胃；糖尿病我们治不好，只能让患者每天使用降糖药物或胰岛素，一天都不能停；尿毒症我们同样治不好，只能拿别人的肾脏给患者装上。当然，虽然无法彻底治好，但在一定程度上解决了问题。

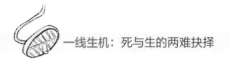

孩子真的很聪明吗？

"我一直以为孩子头大是聪明啊。"奶奶捶胸顿足。

已经6岁的京京，头比一般孩子要大不少，走起路来像个蹒跚学步的婴儿，两只眼睛向上翻，看起来很不自然。

虽然他能基本听明白别人的话，但是说起话来非常缓慢，而且口齿不清。

这样一个孩子，在奶奶的眼里是"挺聪明的"。

京京的父母长期在外地打工，爷爷奶奶在家带孩子。最近孩子说头疼，并且吐了几次。奶奶才急忙带孩子来到医院。

挂了个号，门诊的医生只说了四个字："住院，手术！"

在中国人的传统认知里，宝宝头大是可爱和聪明的象征。的确，在胎儿和婴儿时期，脑组织发育特别快。孩子出生的时候大约是4头身，就像可爱的年画娃娃。但是孩子头大也是一种疾病的重要表现，这种病叫作"脑积水"。

"什么是脑积水？脑袋里有水？"在上海打工的孩子父亲刚下火车就火急火燎地赶到医院。

"你们没有觉得孩子有什么异常吗？"主任问他。

"脑袋，脑袋大了一些？"

"说得很对，但是孩子的发育你们有没有关注呢？"

"我们在外面打工，关注得少，应该还好吧？"父亲有点没底气。

"你们觉得他这样明年能上学吗？他的大脑发育只有三四岁孩子的水平啊！"主任有些无奈。

"平时我们带他的机会不多，他好像动作慢一点。"

主任的眼神有些不满，但还是稳住情绪，说："你们这样，我也能理解。待会儿做个腰穿查查，我再跟你们说吧。"

泡在水里的大脑

"脑积水是什么？"实习生小刘小声地问我。

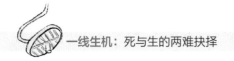

"解剖和生理课本的知识没忘吧？"脑积水是神经外科最常见的疾病之一。

"额……"其实大脑知识在五年制医学本科教学中并没有得到特别的重视，考试也很少涉及，毕竟专攻大脑的医学生少之又少。

"你先听我说，再回去看书复习一下。"医学教育就是如此，课本只是基础，真正的知识需要从临床中积累。

人的脑子是泡在水里的，这个水就是脑脊液。人体有一个奇妙的机制，会把重要又娇嫩的东西保护在水里，如胎儿被保护在羊水里。羊水可以避免胎儿在母亲运动时受到冲击，同时还可以起到交换母婴代谢产物的作用。人脑也是如此，坚硬的颅骨做外壳，再加上脑脊液的保护，可以让大脑处在最为安全的环境里。

脑脊液不是一潭死水，而是不断循环着的。每天大约分泌500毫升，吸收500毫升，不断循环。但是当"下水道"堵塞之后，500毫升的旧水排不掉，就会挤占大脑的空间，严重影响大脑发育。

几年前，主任做过一个手术。患者的脑积水进展特别迅速，因家里没钱手术，他只能在街头流浪。孩子的头非常夸张，头顶的囟门不仅没有按时闭合，反倒越来越大，整个脑袋像是一个水桶，头顶只有一层薄薄的头皮。为了做这个手术，主任也做了许多准备，手术前先3D打印出他的颅骨模型，然后再敲碎拼接。用螺丝钉固定，用胶水粘好，硬是把"水桶"的顶给封上了。

陪伴一生的软管

重塑头颅还不是手术的关键，手术的关键是解除病因，也就是脑脊液的吸收障碍——出水口堵塞。

出水口堵塞的原因什么？常见的原因是肿瘤（肿瘤堵住了出水口）、出血（血块堵了出水口）和感染（脑炎之后细菌和粘连物堵了出水口）。对于孩子来说，更常见的原因可能是先天的脑脊液吸收障碍。

肿瘤和出血可以通过手术彻底解决，但是对于更常见的吸收能力不足，只有一个下下策。就是通过一根软管，把脑室里的水

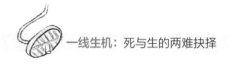

引到腹腔，腹腔里的大网膜有超强的吸收能力，能使脑脊液的分泌和吸收重归平衡。为什么说是下下策呢？因为只要做了这个手术，孩子的身体里永远都有一根管子，一旦管子堵塞、损坏，病情就会复发。

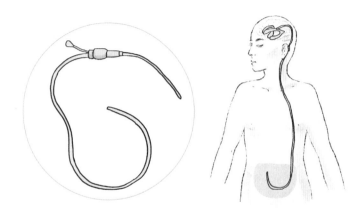

脑室腹腔分流管把大脑里多余的水引流到腹腔，需要终生携带

"手术前需要做个腰穿检查，先签字。"规培医生小张找到孩子的家属，工作一年的他已经对这个操作轻车熟路了。

"这个疼吗？"奶奶关切地问。

"是有点疼的，要从背上扎一根针，顺利的话几分钟就可以了。"

"跟打针抽血一样吗？"

"针可能更粗一点。"小张回答。

"那京京肯定不行的啊！"奶奶看了看爸爸，爸爸躲开了。

"那他要是乱动怎么办？"爸爸无奈地说。

"只能家人一起帮忙按着。"

听到这句话，家属的眼神里出现了惊诧，妈妈试探性地问："能不能不做？有没有更好的办法啊？"

"有更好的办法，我能瞒着你们吗？"这是小张一贯的说话风格，直白但有效。

孩子在医院的检查和治疗是全家要面对的大工程。如果不能配合，那只有两条路可走。少数情况可以打麻醉，让孩子睡着，但如果孩子很小，麻醉存在风险；更安全和通用的做法，反而是"强上"——几个家长和医生一起按住孩子。这样的场面，经历过一次，必定过目不忘。

我曾经给一个头上摔了个大口子的5岁小男孩缝针，8厘米的口子，缝了十几针，从清创消毒到缝合包扎，整个过程下来半小时左右。孩子一声不吭，缝完之后大声说："谢谢医生，我以后不要当飞行员了，我要当医生！"

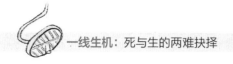

我也遇到过13岁的少年，缝合伤口还需要全家人四处"追捕"，整个过程伴随着撕心裂肺的喊叫，缝完之后他恶狠狠地盯着我，扬言以后要找我"报仇"。

京京，介于两者之间。一开始他可以配合地躺在床上，身体团起来。但是当消毒棉球触碰到他的身体的时候，他开始在床上挣扎和喊叫。

"抱紧！"规培医生小张对孩子的父亲喊道。

而母亲和奶奶，此时正蹲在病房门外，泪流满面。

穿刺的结果出来了，手术不可避免。

"手术就意味着京京一辈子需要与软管为伴了。"主任看着眼前孩子的家长，"一旦管子不通，孩子就会头疼，还需要再次手术更换管子。"

"啊？"永久性地在体内放置一根软管，对于一般人来说都不易接受。孩子的爸爸问道："有没有其他的办法？"

"这就是目前通用的治疗方法，这种手术每年我们会做几百台，也就是说单单我们医院，每年就有几百个和京京一样的患者。"主任介绍的正是这种疾病的治疗现状。

"这对孩子的未来有影响吗？"

"一般影响不大。管子是软的，在脑袋、脖子、胸部、肚子的皮肤下穿行，不仔细摸也感觉不到。"主任安慰家长，"当然，还是要定期来复查，有问题随时来看。"

在几十年前，这种疾病无法医治。放管子的手段，也是吃了材料工业发展的红利。我们有了结实又柔软，并且可以长期在人体内放置的软管，才能操作这种手术。虽然这个方法并不完美，但它已经拯救了无数患者。

管子有可能堵塞、损坏，甚至当孩子长大成人之后，管子变得不够长，这些情况都需要再次手术。不过，在没有新的方法诞生之前，只能如此。

当然，虽然有些疾病无法彻底治好，但至少在一定程度上解决了问题。

手术安排在一个下午，小小的京京躺在病床上，早已没有上次腰穿时那么害怕，小手还在摸着自己刚剃的光头。

手术很顺利，一家人心中的大石头终于落地。小小的管子，埋下了小小的希望。去除了病因，京京的头不疼了，他的智力也有机会慢慢地追上，有希望正常上学。

我见过可以脱离分流管生活的人，但这属于极少数的情况。

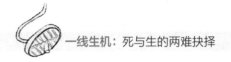

之前在国外访学的时候，我遇见过一个小伙子，他在小时候做了脑积水的分流手术，但是并没有影响他在高中时期成为一名优秀的篮球校队成员。在一次体检中，医生发现他的管子已经不通了，但是他没有任何症状。这说明他的脑脊液代谢已经重新找到了平衡，他可以脱离软管生活了。

有时候，脑积水的症状并不明显，可能就是头比一般人稍微大一点，智力发育慢一点。爸爸妈妈每天接触自己的宝宝，有时无法发现宝宝的变化。当量变积累到一定的程度、让家人注意到时，宝宝的大脑已经受损。因此，在婴儿体检的时候，医生会重点测量头围，而不是大概看一眼。

　　宝宝出生时头围33 ～ 34厘米，宝宝出生的前3个月头围增长6厘米左右，后9个月也增长6厘米左右，所以宝宝1岁时头围约46厘米，2岁时头围约48厘米，5岁时头围约50厘米。超过或不足10%，都要引起重视。

　　头围较小一般提示脑发育不良，如果头围增长过速，主要提示脑积水。2岁以内的宝宝一定要定期体检，同时观察囟门的大小。

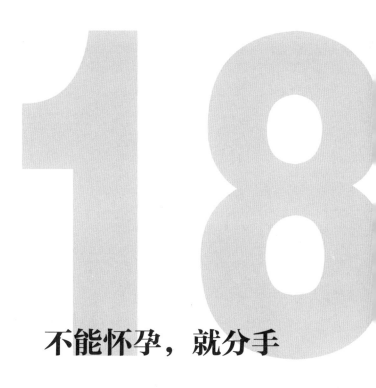

不能怀孕，就分手

有人说，塞翁失马，焉知非福。也有人说，不要轻易考验人性，因为人性经不起考验。人无法选择疾病，可能猝不及防地就赶上一次人生大考——身边的人有的不离不弃，有的见异思迁。选择本无对错之分，但疾病让人看清了生活，看清了自己需要珍惜的东西。

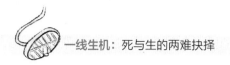

走错诊室的女孩？

一个年轻女子拿着片子慌忙走进诊室。

"医生，你看看我能不能怀孕？男朋友要跟我分手！"

"这，走错诊室了吧？"这个问题把我问懵了。"我们这里是神经外科，你是不是要去妇产科？"

"没错，就是神经外科，他们让我来看的。"女子斩钉截铁地说。

"谁让你来看的？"

"就是妇科医生，还有内分泌科医生，我都看过了。"

其实对话到这里，我心里已经有数了。

妇科和内分泌科都看过了，又来找我，那只有一个病——垂体瘤。

"片子给我看一下。"

我看片子的时候，女子又倒起了苦水。

女子叫婷婷，29岁，月经不调多年，有时候一月一次，有时候几个月才有一次。

"最近考虑结婚，男朋友家里要我去体检。结果妇科没什么问题，但是报告单上写着垂体微腺瘤。"

"我脑子里面长瘤子了吗？这个有什么影响？我还能怀孕吗？不能怀孕也无所谓，我也不想生孩子，就是男朋友他家估计不答应。"

婷婷的语速很快，像连珠炮一样。看得出来，她平时性格大大咧咧，有话就说。

"有抽血检查吗？激素水平怎么样？"这是我关心的问题。

"医生让我查了性激素六项，结果显示泌乳素是49（μg/L），我看了一下，正常的应该是2.8 ~ 29（μg/L），我是不是超标了很多啊？"

"我需要做手术吗？"婷婷追问道，"如果能不做，我是不想做的。"

其实做手术不是医生的追求，如果能不做手术就治好疾病，当然更好。

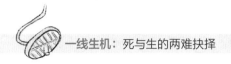

"得了垂体瘤可以说是运气不好，不过这个病有药物可以治疗，也算是运气好。给你开一瓶药，这个药可以抑制激素分泌，也可以抑制肿瘤生长，但是要定期来复查。"

"那影响怀孕吗？"婷婷问。

"吃上药月经就正常了，一般可以怀孕。怀孕之后要来复查，停药，哺乳期过了再重新吃。"

说到这里，一般的患者都会对于长期吃药有些抵触。我一边在电脑上写病历，一边抬头看她。婷婷的表情很平静，若有所思。

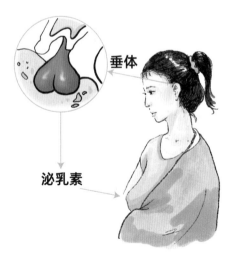

垂体分泌过量的泌乳素让患者月经失调和异常泌乳

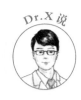

Dr.X 说

垂体是分泌激素的中枢，包括腺垂体和神经垂体。垂体各部分都有独自的任务。腺垂体细胞分泌的激素主要有7种，分别为生长激素、泌乳素、促甲状腺激素、促性腺激素、促肾上腺皮质激素和黑色细胞刺激素。神经垂体本身不会制造激素，而是起一个仓库的作用。它储存下丘视上核和室旁核制造的抗利尿激素和催产素，当身体需要时就释放到血液。

垂体瘤是一种良性肿瘤。它不属于癌症，不会四处播散、转移，但是它会引起垂体激素分泌紊乱。大约十分之一会导致生长激素分泌过多，造成巨人症或肢端肥大；大约三分之一会因为泌乳素分泌过多导致女性月经不调、乳腺泌乳；还有一些其他激素的分泌异常。如果任由其发展，垂体瘤长得太大了，会引起头痛，甚至压迫视神经，导致双眼的视野变窄。

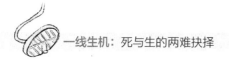

一周内两次车祸

记得主任跟我说过，他接诊过一位40岁的中年男性，因为车祸伤到了头。经过检查，患者头部的伤并不重，颅内没有明显的出血。

正在检查中，患者无意吐槽了一句话："开了这么多年车，从来没这么倒霉过，这一周已经发生两次车祸了，检查完又要去交警队处理。"

这句话，在有经验的神经外科医生听来，已经透露出疾病的蛛丝马迹。第一，作为老司机，从没发生车祸，却一周发生两次，一定有原因。第二，需要交警队处理，说明事故相对严重，这一定不是偶然。

于是，主任拿出一支笔放在患者眼睛的侧面："好，现在眼睛直视，用余光能不能看到我的笔？"

"嗯，看不到……现在看到了。"

"你没发现自己的视野有问题吗？你的视野变窄了！"主任一语道破。

"这么说，好像是有一点。"

"最近有头疼吗？"主任继续问。

"头疼经常有，手里的活太多，没休息好。"

"CT片子显示垂体部位有点问题，你还不能走，去做一个增强磁共振！"

磁共振结果出来，患者的垂体瘤已经很大了，需要立刻手术。

垂体瘤手术是神经外科发展的里程碑。因为垂体瘤的位置特殊，手术可以从鼻腔做，插入内镜，把肿瘤"掏"出来，不用像其他手术那样在脑袋上钻洞。

一切都是命运的安排

这次看病之后，婷婷很长时间没有来复查。但是有一天，我

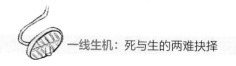

在网络咨询平台上，又收到了她的咨询信息。

"医生，你还记得我吗？我之前找你看过，现在我换工作去了外地。因为这个瘤子，我跟男朋友分手了。我最近检查泌乳素已经降到了 7（μg/L），是不是可以不吃药了？"

"可以减量先吃半片，半个月之后抽血再查，顺便可以做一个垂体的磁共振扫描。"

线上咨询的确有方便之处，它减少了患者的舟车劳顿；而且医生门诊一般每周就一两次，想要凑时间确实比较困难。

就这样，3 年过去了，婷婷通过长期复查，调整药物，把药量减少到 1/4 片。她的肿瘤没有长大，症状得到了控制，月经也正常了。她自己调侃道："原来这才是正常女人啊。"

最近一次线上交流，婷婷说她的宝宝已经 8 个月了，正准备断奶，问我是不是要继续吃药。我很高兴，她找到了一个愿意与她相伴一生的人。我非常确信，即便没有孩子，也不会影响他们的感情。无心插柳，却发芽结果。疾病并没有成为婷婷的拖累，反而成为她的爱情试金石。一切都是命运的安排啊！

Dr.X 说

许多长期不能怀孕的女性，辗转于妇产科求诊，却忽略了垂体检查。

垂体是人体的激素"司令部"，下游出了问题，往往要从上游找答案。

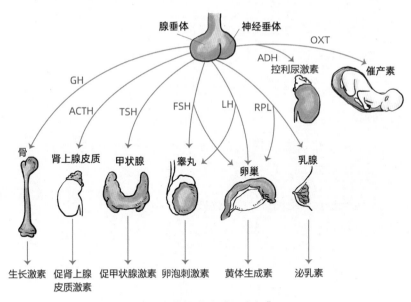

垂体是人体的激素"司令部"

221

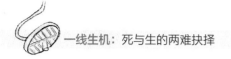

垂体激素的主要功能如下

生长激素：促进生长发育，促进蛋白质合成及骨骼生长。

泌乳素：促进乳房发育成熟和乳汁分泌。

促甲状腺激素：控制甲状腺，促进甲状腺激素合成和释放，刺激甲状腺增生，细胞增大，数量增多。

促性腺激素：控制性腺，促进性腺的生长发育，调节性激素的合成和分泌等。

促肾上腺皮质激素：控制肾上腺皮质，促进肾上腺皮质激素合成和释放，促进肾上腺皮质细胞增生。

卵泡刺激素：促进男子睾丸产生精子和女子卵巢生产卵子。

黄体生成素：促进男子睾丸制造睾酮，女子卵巢制造雌激素、孕激素，帮助排卵。

黑色素细胞刺激素：控制黑色素细胞，促进黑色素合成。

抗利尿激素：管理肾脏排尿量，升高血压（由下丘脑产生，储存于垂体）。

催产素：促进子宫收缩，有助于分娩。

19

屁股上的小尾巴

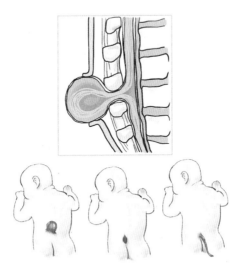

屁股上的小坑、小包和小尾巴常常"暗藏玄机"

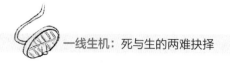

手术做完，孩子瘫痪了？

"这是什么？返祖现象？"

"哎呀，这孩子是怎么了？"

今天的手术引来了围观，手术室里的护士们议论纷纷。

神经外科的患者平时看不出有什么异常，只有黑白胶片算是他们的身份证。今天不一样，这个孩子的屁股上真真切切有一条小尾巴。

"手术就是把尾巴切掉吗？"连久经沙场的护士长也对这个孩子非常好奇。

"昨天术前访视的时候我就见到了这个孩子，今天要学习一下。"麻醉医生也表示好奇。

原本安静的手术室变得热闹起来。

小患者叫彤彤，今年只有1岁，他屁股上的小尾巴从出生就

224

有。当地的医生告诉孩子父母，带孩子到大医院看看。

父母在外地打工，孩子和老人同住，看着孩子的发育没有什么问题，就拖到了1岁才来检查。由于屁股上的尾巴，孩子从来没有出去串过门，也没有和亲朋好友聚会过，满月酒、周岁宴都没办。

"没那么简单，不仅要切掉尾巴，还要松解内部神经。"主任走了进来，手术室里瞬间安静了。

许多疾病会被表象掩盖。头上摔了一个大包，疼得哇哇乱叫，但是很快就会消掉；严重的脑内出血，患者可能没太多不适，却悄无声息地停止呼吸。

"我们主要是处理尾巴下面的问题。"主任接着说，"十几年前，许多医院看到这样的小尾巴，或者小鼓包，直接在孩子出生的时候就切断了。还有许多地方认为这是不祥的预兆，根本不愿意说。"

"然后怎么样了？"大家都很好奇。

"然后有些孩子没事，有些孩子就瘫痪了。"

"为什么会这样？"主任的话语进一步吊起了大家的胃口。

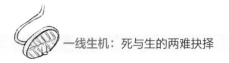

医学在失败中进步

其实，这是儿童神经管发育异常的一种表现。有一部分孩子的母亲孕期没有补充足够的叶酸，也有一部分孩子的母亲补充了叶酸却还发育异常，所以到目前为止，儿童神经管发育异常的原因不明。

这样的小尾巴或鼓包的下面可能有神经，而且可能伴有隐性的脊柱裂，还常常伴有脂肪瘤和其他先天畸形。

"不小心把神经切断了？"规培医生小张说话从来都是直来直去的。

"的确如此。"主任点点头，"当这种孩子越来越多，医生们才开始重视这个问题！"

医学总是在失败中寻找经验，在造成许多无可挽回的后果后才幡然醒悟。

弗莱明发明了青霉素，改变了医学的历史，挽救了无数生命，但青霉素也会致人过敏死亡。庆大霉素让儿童耳聋，四环素会导致骨骼发育不良。莫尼兹将冰锥插入患者的大脑，治好了精神病，却让患者变成了傻子。孕吐神药沙利度胺让孕期变得舒适，却让孩子成了没手没脚的"海豹儿"。

"我们今天的手术就是在显微镜下，松解这些神经。"

"其实不只是小尾巴，屁股后面有小洞的，都要注意。"

"我孩子的屁股后面就有这样的小洞啊！"护士燕子慌了，"那会不会有事啊？"

其实这个小洞叫作"皮毛窦"，本身问题不大，但是它的下方可能暗藏隐患，如脂肪瘤、隐性的脊柱裂或脊髓栓系。

"风险不大。"主任安慰道，"有空去做个B超看看。"

的确风险不大，过去人们对于体表上的一些小小线索关注不多，现在随着临床数据增多、体检意识提高，更多的疾病可以被早期发现。

"那我们怎么可以观察到呢？"

对于孩子来说，由于椎管的生长速度快于脊髓，脊髓会逐渐被拉长，但是如果脊髓的下端被什么东西（如脂肪瘤）"扯住"

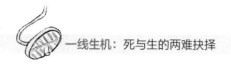

了，就没办法被拉长了，反而越扯越细，最后变性坏死。这一段脊髓就失去了功能，叫"脊髓栓系"。脊髓末端控制人的运动、感觉、大小便功能。如果脊髓出现了问题，结果就是不能运动、失去感觉、大小便失禁，也就是我们说的瘫痪。

当然，如果孩子双腿无力，两腿肌力不对称，甚至本来会走路，现在突然不会走了；或者大小便淋漓不尽，次数多；还有反复的尿路感染，都需要想到这个可能！

"感谢主任，我要赶紧带孩子去查查。"护士燕子连连道谢。

没有症状，要不要手术？

接下来就是手术，在显微镜下，神经千丝万缕，纤细异常。手术室里的空气仿佛静止一般，只听见孩子有力的心跳声。

手术吸引器和电凝镊在神经和血管中游走，就像拆除定时炸弹，不小心碰断了哪根线都可能会给孩子带来无法挽回的伤害。

手术结束，主任长吁一口气。所有人紧绷的神经才放松下来。

孩子是一个家庭的未来，容不得半点闪失。特别是手术前孩子没有明显的症状，万一手术后出点症状，那如何交代？

其实这是这类手术的最大困难所在。医生和家长的目的非常一致，都是希望孩子健康成长。但是双方信息不对等，对于家长来说，如果不治疗，面前的一座桥虽然窄，但是只要走过去（无症状）就可以了；而医生则见过无数人从桥上掉下去，幸运的人很少。

脊髓栓系也是如此，出现下肢瘫痪、大小便失禁的症状之后再去做手术，效果就不好了。最多只能让病情不再加重，但出现的症状难以逆转。在还没有出现症状的时候做手术，就可能避免以后的瘫痪风险。

所以，医患双方达成一致最为重要。

退休的老教授时常告诫我们："没有症状的患者谨慎手术！"

因为手术做好了，患者不会感谢你，他们觉得本来就是好的；如果出了问题，反而遭埋怨。等到有症状的时候再做手术，患者的心态就完全不一样了。

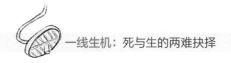

"但是，这个病是不一样的。"主任斩钉截铁地说，"如果我们不了解这个病，做不做手术都可以理解，但是现在我们知道了，怎么能坐视不理呢？必须赶在出现症状前解决！"

手术之后，彤彤重新回到家人的怀抱。没有了小尾巴，家人非常满意，喜笑颜开。孩子终于可以出门了，终于不用承受别人不一样的目光了。

"大小便怎么样？腿部力量怎么样？"这是我最关心的问题。

"跟以前一样，你看扶着栏杆站起来了。"孩子的妈妈回答。

一个疾病治疗到这里，只能说是阶段性胜利。后期还需要定期随访，等到彤彤长大成人，能正常生活，才算痊愈。

现代医学看似发达，但其中不乏失败，10年前的金科玉律，10年后可能被证伪。不知者无过，可一旦知道，医生就不能置身事外。

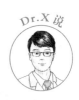

脊髓和脊柱的发育畸形是神经管畸形的一种类型。

神经管就是胎儿的中枢神经系统。从胚胎的第 15 ～ 17 日开始，神经系统开始发育，至第 22 日左右，神经褶的两侧开始互相靠拢，形成 1 个管道，称为"神经管"，它的前端被称为"神经管前孔"，尾端被称为"神经管后孔"。胚胎在第 24 日、25 日及 26 日时，前孔及后孔相继关闭。胎儿神经管畸形主要表现为无脑儿、脑膨出、脑脊髓膜膨出、脊柱裂/隐性脊柱裂、唇裂及腭裂等。

女性在孕前1个月至孕后4个月，每日口服1次0.4毫克叶酸，就可使胎儿神经管畸形发生率降低70%。

除此之外，产前检查也非常重要！

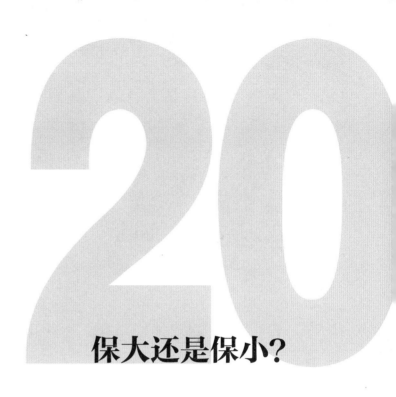

保大还是保小？

大家都见过这样的桥段，护士急匆匆地推开手术室的门，把一个世纪难题丢给家属："保大人还是保孩子？"然后，家属沉默，或者开始争执不休。

"保大还是保小"的确是一个问题。古时候，只要是难产，基本上就是一尸两命。孩子在腹腔中窒息死亡，有些母亲能把死胎排出来，但是会因失血过多死亡。所谓保大，就是医生把胎儿强行取出来，尽量保证产妇的生命。所谓保小，就是会阴侧切，或者剖腹取子。当时的手术方法简陋，甚至只管剖开，不管缝合，只能看着母亲血流成河。即使当时不死，在没有抗生素的条件下，产妇感染死亡难以幸免。

但是现在，已经几乎没有类似的问题了。母亲和孩子都是鲜活的生命，医生一定是站在两个都保的角度救治，并且有把握做到。

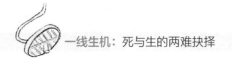

怀孕30周还会呕吐

"差不多了，准备手术！"主任一声令下，病房里变得忙碌起来。

小雪怀孕33周，从30周开始她经常头痛、头晕，时而呕吐。她自己和家人都很疑惑，孕吐期早就过了，怎么又吐起来了？

多次产检，孩子一切正常。临走的时候，产科医生提了一句："要不要去做个头部的磁共振，排查一下？"

小雪拒绝了，她觉得是没休息好。她和单位提前申请了产假，在家休息养胎。没想到，她的头痛非但没有缓解，反而愈演愈烈，并且吃不下东西了。

"这可不行啊！"丈夫急了，拉着小雪去做了磁共振。

妻子躺在巨大的机器里，门外的丈夫一脸担忧。"结果怎么样？"丈夫问影像科医生。影像科医生面色一沉："赶紧去神经外科看，对了，推轮椅去，别让她自己走路。”

“她到底怎么样了？医生你不要吓我啊，我们的宝宝快要出生了！”

“脑子里有东西，而且不小。具体要到神经外科看。”影像科医生严肃地说，后面还补了一句，“肯定是要住院的，正式报告明天来拿。”

一刻都没有耽搁，小雪刚住院，主任就组织了麻醉科、产科开展讨论。

“感谢大家能来，我们闲话不多说。”主任先开场。

“在我们看来，脑子里的肿瘤不算大，初步看是良性的。切掉这个肿瘤并不困难，但是如果是怀孕33周的孕妇，我们确实需要大家帮忙！”

“我们刚才检查过，胎儿一切正常。如果能再保一段时间，对于胎儿来说肯定是最好的。”产科老总坐下来，叹了口气，“当然，这还要以你们为主，脑子里的肿瘤能等多久？”

“自己生肯定不行了吧？”主任问道。

“当然，剖宫产是一定的，自己生颅压高，孕妇肯定受不了。”产科老总补充道，“但是也有一种情况，我们可以尝试保

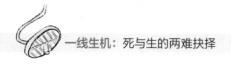

胎，先切大脑的肿瘤。"

"麻醉科，有没有什么特别要注意的？"主任问。

麻醉科医生扶了扶眼镜，说："剖宫产快，然后再做大脑的手术。孩子出来了，我们只要把麻醉深度加上去，用药会自由很多。"

"对，我也是这样想的。如果切完肿瘤，孩子不生出来，围手术期的风险更大！"主任附和道。围手术期是医学术语，指手术前、中、后的一段时间，通常是从手术前 5 ~ 7 天开始到手术后 7 ~ 12 天。这是除了手术本身，患者死亡率最高的时间段，也是医生需要重点关注的时间段。

"其实就是个脑膜瘤，长得慢，但怕它压迫到周围静脉引起水肿。"主任继续说，"这个肿瘤在额叶，属于非功能区，也没有癫痫。孕妇的症状不算太重，我们先用药，看看能不能缓解一些。"其实主任的心里已经有了一套方案。

"我没意见。"产科老总干脆、坦率。

"那要帮我们监护好孩子啊！"主任叮嘱。

"没问题，这个我们责无旁贷。"

"太好了！"主任连连点头，"手术准备我们也会做好，观察孕妇的情况，如果等不了，我们随时手术。"

"把孕妇搬到监护室，你得去看着了。"主任转头对我说。

保大，一定要保大!

到了晚上，小雪的家人陆续赶来。

"一定要救救我的女儿啊!"小雪的父亲一下子拉住我的手。

"保大人，一定要保大人。"小雪的母亲表情凝重，似乎世界末日来临。本来一家人高高兴兴地等着抱孙子，没想到却遇到飞来横祸。

"对，对，大人最重要。"这边的公公婆婆也附和道。

但是，我们分明没有问这个问题。

"你们先别说，还没到那个时候呢! 先听医生说。"丈夫打断了老人的话。

在我阐述方案之后，家属懂了七七八八。最后小雪的父亲再

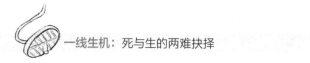

次拉住了我的手："全靠你们了！"

用药之后，小雪的头痛有所缓解，呕吐也减少了。我们用了激素，不仅可以促进胎儿的肺部成熟，也可以减少肿瘤周围的水肿。但是，医生和家属紧绷的神经都没有放松。因为我们知道这只是暂时的，我们都在等一个最佳的时机。

到了第10天早上查房的时候，小雪又开始吃不下饭了。

"孩子还好吧？"主任问。

"孩子很好，刚听过胎心。"护士回答。

"复查一张磁共振，差不多要开了。"主任交代道。

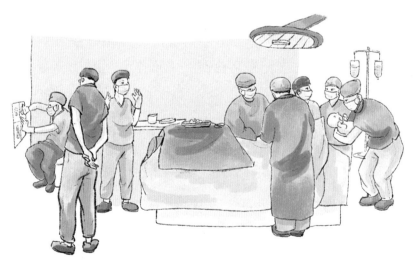

剖宫产手术的同时，神经外科医生已经在准备大脑手术

下午，磁共振的结果出来了。肿瘤几乎没有变化，脑子的肿胀确实有所进展，不过孕期接近35周，孩子安全多了。

"差不多了，准备手术！"主任一锤定音。

全都保住才叫成功，保住1个就是失败

手术早已做好准备，先进行的是剖宫产。产科医生的动作迅速，不久就听到胎儿响亮的啼哭声。

"女孩！恭喜，妈妈的小棉袄。"

我抬头看了一下钟表，时间仅仅过去半小时。

"孩子9分，先送新生儿科，剩下的交给你们了。"

这里的9分指的是婴儿的阿普加（APGAR）评分有9分。APGAR 是 Appearance（肤色）、Pulse（心率）、Grimace（对刺激的反应）、Activity（肌张力）和 Respiration（呼吸）5个英文单词的首字母组合。阿普加评分用来评估新生儿出生时的生理指

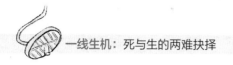

标和生命素质。8～10分为正常新生儿，4～7分考虑有轻度窒息，0～3分考虑有重度窒息。

没有腹中胎儿的掣肘，我们也可以放手一搏。

"消毒也快一点！"主任叮嘱道，"刚才已经做过一次手术，我们待会儿一定要控制出血，尽可能快！"

切开头皮，用头皮夹夹住每个可能出血的小血管，打开骨头，用骨蜡封闭，阻止出血，整个过程如行云流水。

小心地揭开脑膜，年轻人的大脑饱满而有弹性，灰白色肿瘤像一团捏紧的沙粒.

"上显微镜，准备切瘤子。"

"出血还是有点多。"主任很少这样着急，"吸引器，快吸掉！"

在显微镜下，血管和神经都被放大到许多倍，肉眼看来是一滴血，在显微镜下就是一个湖。

"先内减压，然后分界线，整个拿出来。"主任下手干净利落，再困难的任务，一经拆解，也简单多了。

"现在止血是止不住的，拿出来就会好！"主任似乎在对我说，又似乎在自言自语。果然，肿瘤取出来之后，出血几乎停止了。

手术结束了，肿瘤全切，出血不到100毫升。

主任叹了口气："防患大于未然，刚才我确实有点着急了。"眼前的女人，今天是她当妈妈的第一天。主任虽然外表平静，内心却波澜涌动。

"万一出点什么问题，怎么跟她家人交代啊！"

虽然手术一定有风险，但是今天的这个手术，从所有人的感情上来说，都不许失败。母亲和孩子全都保住，才叫成功；保住1个，就是失败。

手术结束，孩子住在新生儿重症监护室，母亲住在神经重症监护室。接下来的几天，对她们的家人来说，无比煎熬。

手术后第6天，小雪从监护室搬出来了。小雪完全变了个样——以前长发飘飘，现在白色绷带包着光头。全家人簇拥过来，百感交集，无语凝噎。

丈夫强忍泪水，轻轻地抱了抱妻子，掏出手机，打开一张孩子的照片说："这是护士拍给我的，孩子一切都好，就是暂时不让进去看。"

一家人抱头痛哭。不过眼泪里，更多的是喜悦。

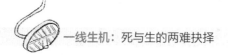

在古代，产妇的死亡率在30% ~ 40%，比战争的死亡率都高。

目前全国孕产妇的死亡率是0.18‰，中西部和农村地区高一些，最高到1‰。2018年，中国出生人口是1523万人，按照这个比例不到2000人死亡，平均到每个城市里，一年最多不超过1个人，而死亡原因主要是大出血、感染、高血压、难产等。

新生儿死亡率为全国6‰，北京、上海可以达到2‰ ~ 4‰的水平，这比母亲的死亡率要高很多。按照上面的统计结果，2018年中国出生了1523万个孩子，可能有6万个孩子死亡。虽然有产前诊断，但是新生儿出生缺陷的概率依然很高。

医学上存在"保大保小"吗？

发生意外情况时，母体的本能反应是选择保全自身供给，而减少给胎儿，也就是母体内"异物"的血液供给。所以，如果不保母亲，即使胎儿存活下来，也可能因为缺氧导致大脑受到不可逆的伤害。母亲死亡，但是有严重缺陷的孩子被保了下来，这无疑是最痛苦的结局。

"保大"也不是绝对的。先剖宫产，生出孩子，再给母亲做大脑的手术，看上去好像是先救孩子，其实是因为给怀着孩子的母亲做大脑手术，风险更高。剖宫产手术速度快，这样做可以最大限度地减轻母亲的负担，从而让救活母亲的可能性更大。

准确地说，保大的同时也是保小，保小的同时也是保大。

后记

由于我的能力有限，书中内容难免有错漏，欢迎大家批评指正，我将不胜感激。互联网时代，读者和作者有了交流的机会，大家可以关注我的微信公众号"DrX说"。

本书讲述的内容许多都是真人真事，但是为了保密，我进行了较大的改动。特别感谢在我求学和工作路上遇到的每一位老师、同事、同学和患者，书中丰富的内容来源于他们带给我的每一次感动。如果不记下这些故事，我害怕这些感动最终消逝在记忆的长河里，而每当我重新读起这些文字，他们每个人的身影又能重现眼前，曾经带给我的那些感悟也历历在目。

我也希望通过生动的案例，跟大家分享一些日常生活中能用到的医学知识和医学观念。对于读者来说，把自己代入书中的故事，想想自己可能做出的抉择，对未来必定有更多思考。

作为医生，时间越久，越感受到我们懂的只是皮毛，每一步前行都背负千斤重担。幸好，我们从不孤单，能帮助患者减轻负担，让他们不再独行，便是医生的意义所在。